ALTERNATIV HEILEN

Herausgegeben von Gerhard Riemann

Maitri Hillebrecht, Jahrgang 1955, eignete sich – nach schlechten Erfahrungen mit der Schulmedizin – ihr Akupressurwissen während der letzten 17 Jahre weitgehend autodidaktisch an. Ihre drei Kinder Viola, Jan und Nil hat sie auch bei infektiösen Kinderkrankheiten mit Akupressur behandelt und damit energetisch in Balance gehalten. Seit 1986 lebt Maitri Hillebrecht auf Mallorca, wo sie Bekannten wie Fremden mit ihrer »Hausmedizin« hilft.

Originalausgabe Oktober 1997

Umschlagillustration: Susannah zu Knyphausen
Fotos: Brooke Spencer
Fotomodelle: Viola, Malglaida, Luna, Raquel etc.
Satz: Ventura Publisher im Verlag
Druck und Bindung: Clausen & Bosse, Leck
Printed in Germany
ISBN 3-426-76148-3

5 4 3 2 1

Maitri Hillebrecht

Akupressur

Ein Weg zum Wohlbefinden

Knaur

Ich widme dieses Buch all jenen Menschen, die durch ihre Bewußtheit die Freiheit erlangen, ihre Gesundheit und ihr Wohlbefinden vertrauensvoll selbst in die Hand zu nehmen.

Gleichzeitig widme ich dieses Buch meinem Beschützer, dem Erzengel Franz von Assisi und den Erzengeln Michael und Rafael.

Maitri Hillebrecht

Inhalt

1 Vorwort

Mit diesem Buch möchte ich als praktizierende Akupresseurin, Reiki-Meisterin und Mutter dreier Kinder all jenen eine Fibel in die Hand geben, die Verantwortung für ihre Gesundheit und ihr Wohlbefinden übernehmen wollen, indem sie ihre eigenen Beschwerden und die ihrer Familie und Freunde durch Akupressur, Reiki oder andere alternative Selbsthilfemethoden zu lindern versuchen.

Es gibt natürlich genügend Krankheitsbilder, die die Hilfe eines Arztes erfordern, und doch können viele Erkrankungen durch Heilverfahren, die die körpereigenen Selbstheilungskräfte ansprechen, selbst behandelt werden. Das kann ich aus eigener Erfahrung bestätigen, denn ich war vor ca. 15 Jahren »reich an Symptomen« und habe mich selbst gegen Migräne, Depressionen, Magenschleimhautentzündung und Nackensteife erfolgreich behandelt. Auch Kinder, dies konnte ich während meiner langjährigen Erfahrung beobachten, reagieren schnell und intensiv auf sanfte Behandlungsmethoden.

Oft freue ich mich darüber, daß es mir gelungen ist, mir selbst und anderen einen aktiven und positiven Umgang mit jeweiligen Erkrankungen zu ermöglichen. Wenn auch Sie sich aktiv um Ihre Gesundheit kümmern wollen, steht Ihnen heute eine Vielfalt von Selbstheilungsmethoden zur Verfügung. Eine dieser Methoden ist die Akupressur, die leicht – ohne entsprechende Vorkenntnisse – zu erlernen ist. Mit diesem Buch möchte ich Sie ermutigen, sich erfolgreich selbst zu behandeln. Ich denke, Sie werden erstaunt sein, wie einfach und doch wirkungsvoll diese Methode ist und wie interessant es sein kann, sie anzuwenden.

2 Informationen zur Benutzung des Buches

Ich habe dieses Buch für Menschen geschrieben, die kaum oder wenig Kenntnisse über Akupressur haben. Deshalb lag es mir am Herzen, alles Wissenswerte über die Akupressur und über die Behandlung mit Akupressur verständlich und anschaulich darzustellen.
So habe ich vor allem Punkte aufgeführt, die bei leichten Beschwerden und bei Kinderkrankheiten behandelt werden können. Diejenigen, die an komplexeren oder sogenannten schweren Krankheiten leiden, sollten einen erfahrenen Akupunkteur aufsuchen. Dennoch wird auch bei schweren Krankheiten das Akupressieren immer eine positive Wirkung zeigen, werden die psychischen Begleitsymptome wie z. B. Angst oder Phobien mitbehandelt.
Da ich in erster Linie energetische Beziehungen zwischen körperlichen Beschwerden, Gefühlen und Lebenseinstellungen aufzeige, finden sich in diesem Buch ergänzende Aspekte zu vielen alternativen Selbstheilungsmethoden wie zum Beispiel zur Fußreflexzonenmassage, zu Qi Gong, zu Tai'Chi, zur Behandlung mit Bachblüten oder Reiki.
Wenn Sie sofort mit der Akupressurbehandlung beginnen wollen, widmen Sie sich zuvor dem Kapitel »Mit Akupressur energieausgleichend behandeln«. Hier finden Sie Informationen und Hinweise, wie Sie die zu behandelnden Punkte auswählen und welche Griffe Sie bei der Behandlung anwenden sollten. Auch Angaben zur Behandlungsdauer und allgemeine Tips werden Ihnen den Einstieg in die praktische Arbeit erleichtern.
Sind Sie an den energetischen Zusammenhängen interessiert, die

der Akupressur und dem Meridiansystem zugrunde liegen, können Sie sich in den ersten beiden Kapiteln allgemein darüber informieren und in dem Kapitel »Wie Meridiane und Chakras unser Wohlbefinden beeinflussen« die Zusammenhänge ganz konkret nachvollziehen. Hier finden Sie auch für jeden Meridian die spezifischen Symptome, die Sie zur Diagnose heranziehen können.
Nach und nach erforschen Sie die Hintergründe der Akupressur. Sie werden erstaunt sein, welche Zusammenhänge sich durch das Wissen über die Funktion der Meridiane und ihr Zusammenspiel mit den Chakras und den Organen erschließen lassen und scheinbare Zufälle ein ganz logisches Bild ergeben. So werden Sie durch die energetische Sichtweise zu oft erstaunlich einfachen Lösungen geführt, die darin liegen können, daß sie zum Beispiel jemanden in den Arm nehmen, daß Sie sich auf eine bestimmte Farbe besinnen oder ein Duftbad, mit einem individuell passenden Aromaöl nehmen.
Sicherlich wird es Ihnen ein gutes Gefühl geben, sich aktiv um Ihre Gesundheit und die ihrer Familie, Freunde und Kinder kümmern zu können.

3 Alles ist Energie

Sowohl die Akupressur als auch die Akupunktur sind Heilmethoden der traditionellen chinesischen Medizin und beruhen auf einer ganzheitlichen Sichtweise des Menschen und seiner Beziehung zu Natur und Universum. Alle Lebensprozesse, die biologischen und physiologischen Vorgänge im menschlichen Körper, die seelischen und psychischen Befindlichkeiten des Menschen, aber auch die Lebensvorgänge in der Natur, sind Ausdruck bestimmter Energien. Von den unzähligen Energieformen, die in der chinesischen Medizin unterschieden werden, nimmt das Qi, die zentrale Lebensenergie, eine wichtige Stellung ein, denn diese gestaltet alle Lebensprozesse und ist somit auch für das harmonische Zusammenwirken von Körper und Geist verantwortlich.

Qi – die vitale Lebensenergie

»Qi ist Materie, die man nicht sieht,
wie auch Luft Materie ist, die man nicht sieht.«
Laotse

Das Qi (Ch'i) – in anderen Kulturen wird es als »Prana« oder »Mana« bezeichnet – ist die grundlegende Lebenskraft, die das Leben ermöglicht und in Pflanzen, Tieren, Wasser, Nahrungsmitteln und Luft anwesend ist. Ohne sie gibt es kein Leben auf unserem Planeten.

Diese Lebensenergie, die wir durch unsere Chakras und unsere Aura, über Nahrung und Atmung aufnehmen, fließt in den Meri-

dianen, den Energieleitbahnen durch unseren Körper. Sie versorgt und ernährt die Organe und gewährleistet, daß wir uns in unserem physischen Körper wohl fühlen. Da die Lebensenergie auch durch die Chakras transformiert wird, beeinflußt sie auch unser psychisches und geistiges Befinden.
Im gesunden Körper fließt die Lebensenergie gleichmäßig, die beiden in ihr enthaltenen Kräfte, Yin und Yang, sind im Gleichgewicht.

Yin und Yang

»Es gibt keinen Dualismus im chinesischen Denken.«
Josephine Zöller

Yin und Yang sind zwei sich ergänzende Energiequalitäten und Kräfte, die in allen biologischen Vorgängen, aber auch als eigenständige Prinzipien wahrgenommen werden können. Yang entspricht den Qualitäten der Aktivität, des Tages, der Sonne, des Geistes, während Yin den Qualitäten der Ruhe und des Empfangens, der Nacht, des Mondes und des Körpers zugeordnet werden kann. So gibt es keinen Tag ohne Nacht, keine Ruhe ohne Bewegung und somit auch kein Yang ohne Yin und kein Yin ohne Yang. Yin und Yang bedingen sich gegenseitig und ergänzen sich in unaufhörlichen Prozessen der Umwandlung. Dieser immerwährende Umwandlungsprozeß führt zur Harmonie und Ganzheit. Die folgende Auflistung soll Ihnen einen Einblick in die unterschiedlichen Qualitäten von Yin und Yang geben. So können Sie herausfinden, ob Ihre Energien ausgeglichen, mehr yang- oder yin-betont sind und inwiefern Sie sich von bestimmten Qualitäten besonders angezogen fühlen.

YIN	YANG
Prinzipien	
Erde	Himmel
weiblich	männlich
passiv	aktiv
Materie	Energie
Raum	Zeit
Hemmung	Impuls/Stimulans
Elektron	Positron
Minuspol	Pluspol
Natur	
Nacht	Tag
Mond	Sonne
Dunkelheit	Licht
Herbst	Frühling
Winter	Sommer
feucht	trocken
kalt	heiß
Eigenschaften	
innen	außen
nach oben	nach unten
langsam	schnell
vertikal	horizontal
aufgelöst	strukturiert
pflanzlich	tierisch
handwerklich	intellektuell
spirituell	materiell
ausdehnend	zusammenziehend
unstet	stetig
sein	tun

Körper	
rechte Gehirnhälfte	linke Gehirnhälfte
autonomes Nervensystem	vegetatives Nervensystem
Hypofunktion	Hyperfunktion
Bauch	Rücken
Innere Organe	Haut
chronische Erkrankungen	akute Erkrankungen
einatmen	ausatmen
Entspannung	Anspannung
Protein/Fett	Mineral
Anabolismus	Katabolismus
Ida	Pingala

Die Qualitäten von Yin und Yang

Auch die Meridiane können ihren Qualitäten entsprechend in Yin- und Yang-Meridiane unterteilt werden.

YIN-MERIDIANE	YANG-MERIDIANE
Herzmeridian	Dünndarmmeridian
Nierenmeridian	Blasenmeridian
Kreislaufmeridian	Drei-Erwärmer-Meridian
Lebermeridian	Gallenblasenmeridian
Lungenmeridian	Dickdarmmeridian
Milz-Pankreas-Meridian	Magenmeridian

Yin- und Yang-Meridiane

Lassen sie sich auf das Spiel der Energien ein und beobachten Sie, wie sich Ihre Gedanken und Empfindungen in dem Zusammenspiel von Yin und Yang verändern. Das Verständnis und Wissen

um diese beiden gegensätzlichen und sich ergänzenden Kräfte erweitert unser Bewußtsein, da wir lernen, ganzheitlicher wahrzunehmen und zu denken. Es ist der Tanz der Schöpfung, der sich in den ständig wandelnden Energien von Yin und Yang verkörpert. Energieströme, die die Dynamik der Lebensaktivität und der universellen Zyklen bestimmen, sind Yin- oder Yang-Phasen. Das Große und Ganze bewegt sich in ihm.
Es gibt die verschiedensten Techniken und Möglichkeiten, Yin und Yang auszugleichen. Dazu gehören unter anderem makrobiotische Ernährung, Reiki, ayurvedische Medizin, Yoga, Qi Gong, Tai Ch'i, Judo, Aikido, Prana-Atmung, Entspannungstechniken sowie aktive und passive Meditation, Akupunktur und natürlich Akupressur.
Doch welche Kraft bringt diese beiden gegensätzlichen, sich ergänzenden Kräfte und somit die zentrale Lebensenergie, das Qi, hervor? Diese schöpferische Urkraft, die Essenz allen Seins ist das Tao.

Tao – die Essenz allen Seins

Das Tao ist die Essenz
Es ist das Bewußtsein in allem Sein
Es ist weder positiv noch negativ, weder schlecht noch gut im üblichen Sinn, *es ist* einfach.
Als Buddha noch Siddhartha hieß und nachdem er seinen Vater, den König, seine Frau und seinen neugeborenen Sohn und den ganzen Königshof verließ, um die Erleuchtung im Asketendasein zu suchen, meditierte er vier Jahre sitzend und nahm nur das an Nahrung zu sich, was ihm praktisch vor die Füße fiel. Dann ereignete sich folgende Geschichte: Auf dem Fluß, an dem er meditierte, kam ein Siddharlehrer mit seinem Schüler auf einem Boot vorbei.
Der Lehrer sagte zu seinem Schüler: »Wenn du die Saite zu stark

spannst, geht sie kaputt, wenn du sie zu locker läßt, klingt sie nicht.«
Da erwachte Siddhartha aus seinem Asketendasein und begann sich in dem Fluß zu waschen und zum ersten Mal nach Jahren menschliche Nahrung zu sich zu nehmen, die ihm eine Wasserbüffelhirtin reichte. Seine Jünger aber, als sie ihren Meister sahen, wie er sich wusch und aß, wie andere Menschen auch, wandten sich von ihm ab und erklärten ihm, daß sie ihm von nun an nicht mehr folgen würden.
Er aber sagte : Kommt und teilt dieses Essen mit mir, denn der Weg ist der Weg in der Mitte zwischen den gegensätzlichen Extremen.
Dennoch entfernten sie sich von ihm. Er aber, seinem Herzen folgend, erleuchtete bald darauf und war von diesem Moment an Buddha, der Lehrer der Welt.
Ich habe diese Anekdote aus dem Leben Siddharthas oder Buddhas hier erzählt, um damit zu verdeutlichen, daß der Ausgleich der Extreme Yin und Yang der Mittelweg ist. Deshalb wird bei der Akupressur immer der Ausgleich zwischen den Yin- und Yang-Energien angestrebt.
Und der Ausgleich ist das Tao, das sich in allen Seinsformen zum Ausdruck bringt. Tao, der Weg, ist der Mittelweg der Existenz, die Essenz, die über der Polarität steht. Dieser Zustand wird erreicht, wenn alle Funktionen des Körpers und der Seele vollkommen ausgeglichen sind. Man kann ihn auch als Erleuchtung bezeichnen.
Lao Tse sagt dazu:

Es gibt ein Ding, das ist unterschiedslos vollendet.
Bevor der Himmel und die Erde waren, ist es schon da,
so still, so einsam.
Allein steht es und ändert sich nicht.
Im Kreis läuft es und gefährdet sich nicht.
Man kann es nennen die Mutter der Welt.
Ich weiß nicht seinen Namen.

Ich bezeichne es als Sinn.
Mühsam einen Namen ihm gebend, nenne ich es groß.
Immer bewegt, das heißt ferne.
Ferne, das heißt zurückkehrend.
So ist der Sinn groß, der Himmel groß, die Erde groß
und auch der Mensch groß.
Vier Große gibt es im Raume, und der Mensch
ist auch darunter.
Der Mensch richtet sich nach der Erde.
Die Erde richtet sich nach dem Himmel.
Der Himmel richtet sich nach dem Sinn.
Der Sinn richtet sich nach sich selbst.

4 Energieleitbahnen und Energiezentren im Körper

Meridiane – die Energieleitbahnen

Meridiane sind unsichtbare Energieleitbahnen, die die Aufgabe haben, das Qi, die vitale Lebensenergie, im Körper zu verteilen und zu transportieren. Sie sind wie Adern, die durch unseren Körper laufen. Das Qi ist sozusagen das »geistige Blut«, das durch die Meridiane wie Blut durch die Adern fließt. Da die 12 Hauptmeridiane und 2 Hauptgefäße miteinander verbunden sind, kann man sich das Meridiansystem als weitverzweigtes Netzwerk oder Kanalsystem vorstellen, in dem die Lebensenergie in geschlossenen Bahnen zirkuliert. Jeder Meridian hat zugleich Beziehungen zu einem oder mehreren Organen sowie zu den Chakras und stellt so die Verbindung her zwischen der unsichtbaren Lebenskraft (Qi), also dem Unsichtbaren und dem Sichtbaren, dem physischen Körper mit seinen Organen. Auf den Meridianen, die teilweise direkt an der Oberfläche verlaufen, liegen spezielle Akupunkturpunkte, die während der Akupressurbehandlung behandelt werden.

Chakras – die feinstofflichen Energiezentren

Wie die Meridiane stellen auch die Chakras eine Verbindung zwischen den feinstofflichen und physischen Bereichen her. Die 7 Chakras sind feinstoffliche Energiezentren, die in der Aura im Bereich

der senkrechten Mittelachse des Körpers liegen und zu bestimmten Körperteilen und Hormondrüsen in Beziehung stehen.
Die Chakras stehen zu den Meridianen in wechselseitiger Verbindung und geben zum einen das aufgenommene Qi an die Meridiane weiter. Dadurch kann das Qi in den Körper eingeleitet werden. Zum anderen empfangen die Chakras von den Meridianen das Qi, das in der Aura wahrgenommen werden kann. Daß sich Chakras und Meridiane energetisch beeinflussen, konnte Dr. Motoyayma feststellen; so fand er heraus, daß eine verminderte Aktivität der Chakras zu einem deutlichen Energieabfall in den Meridianen führt und dementsprechend eine vermehrte Chakraaktivität sich positiv auf die energetische Versorgung der Meridiane auswirkt.

5 Mit Akupressur energieausgleichend behandeln

Was ist Akupressur?

Grundlage der Akupressur wie auch der Akupunktur sind die Meridiane. Wird der Energiefluß bei der Akupunkturbehandlung durch Nadeln stimuliert, so werden in der Akupressur die speziellen Punkte durch eine Art Druckbehandlung angeregt. Oft wird bei der Behandlung ein angenehmer Energiefluß wahrgenommen. Das Punktedrücken, so die wortgetreue Übersetzung des Begriffs Akupressur (acus = Spitze, Nadel, Punkt und premere = drücken), wird mit einzelnen Fingerkuppen oder durch relativ einfache Handgriffe ausgeführt. Ziel der Akupressurbehandlung ist es, vorhandene Störungen des Energieflusses zu beheben, indem Ungleichgewichte zwischen den Yin- und Yang-Energien ausgeglichen werden. Da die Akupunkturpunkte meistens auf den Meridianen liegen, wird durch die Akupressurbehandlung auch den Meridianen Energie zugeführt oder – bei zuviel Energie in einem Meridian – in einen anderen Meridian umgeleitet. Nur so kann die Lebenskraft ungehindert fließen.
Damit Sie ohne größere Schwierigkeiten eine Akupressurbehandlung beginnen können, habe ich für Sie Punkte ausgewählt, die schnell zu finden sind und die an Stellen liegen, die leicht zu behandeln sind.
Behandelt werden vor allem die Punkte, die am schmerzhaftesten sind und dadurch auf einen gestörten Energiefluß hinweisen. Durch Akupressur dieser Punkte lösen Sie also Energieblockaden.

Oft – und das bestätigt sich durch die Meridiane und Chakras, die die Verbindung zwischen Geist und Körper herstellen, entstehen die Energieblockaden zunächst im geistig-seelischen Bereich. Ist Ihr Gefühlsleben nicht ausgeglichen oder haben Sie eingefahrenen und verneinende Lebenskonzepte, so kann der freie Energiefluß blockiert werden. Werden Sie sich dessen bewußt, was Sie einschränkt und festhält, damit die Energie wieder fließen kann, ehe sich das energetische Ungleichgewicht auf der körperlichen Ebene durch Krankheit manifestiert.

Wie wirkt Akupressur?

Durch Akupressur und Akupunktur werden bestimmte Punkte stimuliert, die durch das Meridiansystem miteinander verbunden sind. Wissenschaftlich konnte nachgewiesen werden, daß der Hautwiderstand an dem zu behandelnden Punkt geringer ist als an anderen Körperstellen. Gleichzeitig belegen klinische Studien, daß durch Stimulation der Akupunkturpunkte vermehrt körpereigene Schmerzmittel (Endorphine) ausgeschüttet werden. Da das Meridiansystem eng verknüpft ist mit dem Gefäß-Nerven-System, basiert die Wirkung der Akupressur auf den neuralen Beziehungen zwischen den oberflächlichen Körperschichten (Haut, Muskeln) und den inneren Organen.

So wählen Sie Ihre Punkte aus

Um die richtigen Akupunkturpunkte zu finden, gibt es drei relativ einfache Möglichkeiten.

– Suchen Sie im Index nach Ihren Beschwerden. Es sind meist mehrere Punkte angegeben, die sich zur Behandlung Ihrer Beschwer-

den eignen. Zu jedem Punkt finden Sie im Kapitel »Akupressurpunkte« genaue Informationen über die Indikationen, die Lage des Punktes und die Behandlungstechnik. Stimmen Ihre Symptome mit einer Indikation oder einigen Indikationen überein – denn selten treffen alle Indikationen zu –, können Sie mit der Behandlung des Punktes oder der Punkte beginnen.
Da Sie in dem Kapitel »Akupressurpunkte« auch erfahren, auf welchen Meridianen die zur Auswahl stehenden Punkte liegen, können Sie zusätzlich überprüfen, inwiefern Ihre Beschwerden mit den Fülle- und Leeresymptomen des jeweiligen Meridians übereinstimmen. Die Informationen hierzu finden Sie in dem Kapitel »Wie Meridiane und Chakras unser Wohlbefinden beeinflussen«. So behandeln Sie nicht nur den Punkt, sondern den dazugehörigen Meridian und das dazugehörige Chakra.

- Sie entdecken, daß Sie ganz gezielt einen Meridian ansprechen wollen, da Ihre Symptome mit den Fülle- oder Leeresymptomen eines Meridians nahezu identisch sind. Wählen Sie in dem Kapitel »Akupressurpunkte« unter den zu diesem Meridian gehörenden Punkten den für Sie geeigneten Punkt. Orientieren Sie sich hierbei an den aufgeführten Indikationen, die mit einem oder einigen Symptomen übereinstimmen sollten.
- Sie können, ausgehend von der Schmerzzone, auf das dazugehörige Chakra und den dazugehörigen Punkt schließen. So empfiehlt es sich, bei Magenbeschwerden das Solar-Plexus-Chakra, da es auf der Höhe des Magens liegt, zu behandeln. Die Lage der Chakras können Sie den Abbildungen und Beschreibungen im Kapitel »Wie Meridiane und Chakras unser Wohlbefinden beeinflussen« entnehmen.
  Da die Chakras mit den Meridianen in Verbindung stehen, können Sie die entsprechenden Punkte der Chakras und Meridiane mitbehandeln. Bei Menstruationsbeschwerden können z. B. das Sakral-Chakra (Lage) und die entsprechenden Punkte des Leber-, Gallenblasen- und Dünndarmmeridians zusätzlich

akupressiert werden, da das Sexual-Chakra mit diesen drei Meridianen in Verbindung steht.

Zusätzlich können Sie die Zeittabelle zu Rate ziehen. Verstärken sich Ihre Beschwerden zu einer bestimmten Tageszeit, z. B. zwischen 19 und 21 Uhr, können Sie davon ausgehen, daß der für Sie zutreffende Punkt auf dem Magenmeridian liegt, da er um diese Uhrzeit seinen Tiefstand hat.
Welche der drei Möglichkeiten Sie auch wählen, um die für Sie geeigneten Punkte herauszufinden, Sie werden energetische Zusammenhänge zwischen den Punkten, Meridianen, Chakras und Ihren Beschwerden wahrnehmen und erkennen, daß Erkrankungen durch energetische Ungleichgewichte entstehen und energetisch behandelt werden können. Wenn Sie Ihre eigene »energetische Krankengeschichte« erarbeiten wollen, trauen Sie Ihrer Intuition und Ihrer Wahrnehmung, nur so können Sie mögliche Hintergründe und Ursachen, die möglicherweise zu Ihrer Erkrankung geführt haben, erkennen.
Ich möchte an diese Stelle noch einmal betonen, daß bei starken physischen Schmerzen, bei funktionellen Störungen und ernsten Erkrankungen immer ein Arzt zu Rate gezogen werden muß. Die begleitende Akupressurbehandlung sollte dann mit seinem Einverständnis erfolgen.

So finden Sie Ihre Punkte

Haben Sie die Punkte ausgewählt, die Sie behandeln wollen, informieren Sie sich in dem Kapitel »Akupressurpunkte« über die genaue Lage des Punktes. Das dazugehörige Bild und die Zeichnung zeigen Ihnen die genaue Behandlungsstelle. Je genauer Sie den jeweiligen Punkt akupressieren, desto höher ist die Wirkung.
Für manche Punkte ist eine Maßeinheit (Cun) angegeben, mit der

Maßangaben zum Auffinden der Punkte

3	CUN	4 Querfinger des Patienten
1,5	CUN	2 Querfinger des Patienten
1	CUN	1 Daumenbreite des Patienten oder auch der Abstand zwischen der mittleren und oberen Falte des Fingergelenkes

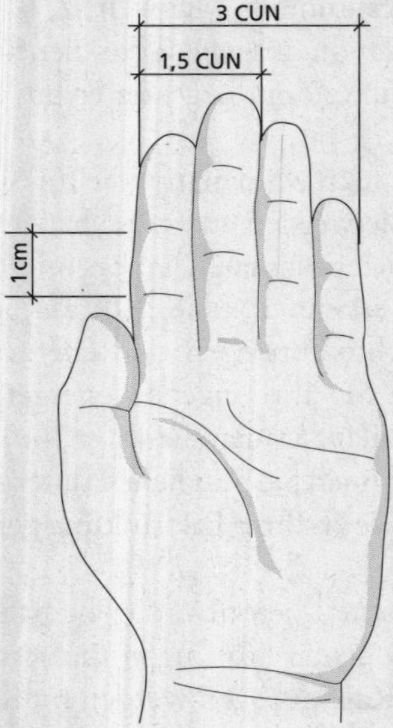

Maßangabe zum Auffinden der Punkte

Sie den Punkt leicht auffinden können. 1 Cun entspricht 1 Daumenbreite, und zwar der Daumenbreite des Patienten. Entsprechend lassen sich weitere Maßangaben feststellen.

Grifftechniken

Schieben

Diese Handtechnik sollten Sie vor allem an den Händen und Unterarmen anwenden. Sie halten mit der linken Hand die Hand Ihres

Partners und führen mit dem gestreckten Zeige- oder Mittelfinger auf dem Punkt eine schiebende Bewegung aus. Dabei gilt folgende Regel: Schieben in Richtung Körpermitte (proximal) stärkt, in Richtung zu den Fingerspitzen (distal) schwächt den Meridian. Wechseln Sie die Richtungen innerhalb der Behandlung, so wirkt dies klärend und harmonisierend auf den Meridian.
Behandeln Sie Leeresymptome eines Meridians, muß die Energie gestärkt werden und zur Körpermitte (proximal) hin behandelt werden. Liegen Füllesymtome vor, führen Sie die Schiebebewegung in Richtung Fingerspitzen (distal) aus.

Drücken

Neben dem Schieben ist das Drücken die häufigste und vor allem wirkungsvollste Technik der Massage. Sie massieren mit der Fingerkuppe des Daumens, Zeige- oder Mittelfingers den Punkt kreisend im Uhrzeigersinn. Behandeln Sie den Punkt mit geringem Kraftaufwand. Atmen Sie aus, während Sie den Punkt drücken, verweilen Sie dann einen Moment, und atmen Sie beim Loslassen wieder ein.

Greifen

Diese Technik eignet sich vor allem zur Behandlung von Muskelverspannungen im Rücken- und Schulterbereich, da sich im Muskel gelegene Punkte gut erreichen lassen. Setzen Sie den Daumennagel Ihrer einen Hand auf den ausgewählten Punkt. Mit der anderen Hand umgreifen Sie mit Daumen und Zeigefinger den zu behandelnden Körperteil und üben von beiden Seiten abwechselnd Druck aus.

Kneten

Kneten eignet sich zur Behandlung von Armen und Beinen. Führen Sie mit Daumen, Zeige- oder Mittelfinger kreisende Knetbewegungen auf dem ausgewählten Punkt aus.

Bewegen

Diese Methode sollten Sie anwenden, wenn Sie zwischen zwei oder mehreren Punkten eine Verbindung herstellen oder diese Punkte gleichzeitig anregen wollen. Führen Sie mit dem Daumen, Zeige- oder Mittelfinger kreisende Massagebewegungen aus.

Kneifen

Drücken Sie den Punkt mit Ihrem Daumen- oder Zeigefingernagel, oder kneifen Sie ihn vorsichtig mit beiden Nägeln.

Punktieren

Führen Sie mit dem Daumen oder Zeigefinger auf dem Punkt Klopfbewegungen aus. Der Kraftaufwand richtet sich nach der Lage des Punktes.

Teilen

Führen Sie – ausgehend von dem Punkt – mehrmals Schiebebewegungen nach allen Seiten aus.

Vereinigen

Schieben Sie mit beiden Daumen – von außen nach innen – zum Punkt hin.

Behandlungsdauer

Es empfiehlt sich, die Akupressurbehandlung zeitlich zu begrenzen. Besser ist es, eine Behandlung zu wiederholen, als die einzelnen Punkte zu lange zu stimulieren. Bei Erwachsenen können Sie die Punkte 20 bis 60 Sekunden, bei Kindern 5 bis 30 Sekunden behandeln.
Sie können sich auch an der Reaktion des Behandelten orientieren. Wird ein warmer Energiefluß verspürt, so ist das ein sicheres Zeichen für die Lösung von Energieblockaden.

Tips zur Behandlung

- Das Zimmer, in dem Sie behandeln, sollte gut temperiert sein. Die Hände des Behandlers und des zu Behandelnden sollten warm sein.
- Es empfiehlt sich, die Behandlung mit einer kurzen Entspannungsübung (siehe Kapitel »Übungen zur Allgemeinen Harmonisierung«) zu beginnen.
- Denken Sie nicht so sehr an den mechanischen Behandlungsablauf. Entscheidend ist, daß Sie die Behandlung liebevoll ausführen und mit dem Herzen dabei sind.
- Der zu Behandelnde sollte sich während der gesamten Behandlung in bequemer Stellung befinden. Es ist egal, ob der zu Behandelnde sitzt oder liegt.
- Die unterschiedlichen Grifftechniken sind ein Gerüst, an dem Sie

sich orientieren können. Vertrauen Sie während der Behandlung Ihrer Intuition, und lassen Sie Ihrer Kreativität freien Lauf. Finden Sie Ihre eigenen Griffe und Ihre eigene Art zu behandeln. Wichtig ist nur, daß die Punkte stimuliert werden.

- Achten Sie darauf, daß alle Punkte immer auf beiden Körperhälften akupressiert werden. Sonst entsteht ein neues energetisches Ungleichgewicht.
- Führen Sie die Behandlung sanft aus, und behandeln Sie mit gleichmäßigem, sanftem Druck.
- Um das Wohlbefinden zu steigern, können Sie die Haut zuvor mit etwas Massageöl oder Ingwerwasser einreiben. Verwenden Sie allerdings ein elekrisches Akupunkturgerät zur Stimulierung der Punkte, sollten Sie darauf verzichten, da der Hautwiderstand auf eingecremter oder fettiger Haut nicht richtig gemessen werden kann.
- Nach der Massage sollten Sie den Behandelten vor Zug schützen, vor allem dann, wenn die Massage zu Schweißausbrüchen geführt hat.

Übungen zur Harmonisierung Ihrer Energien

Der Arzt oder Heiler, der die Krankheit heilt,
wenn sie da ist, ist mittelmäßig.
Der sie zu Anfang der ersten Symptome
heilt, ist akzeptabel. Der heilt, bevor
sie in Erscheinung tritt, ist exzellent.

Die vitale Lebensenergie beeinflußt unsere Gesundheit und unser Wohlbefinden grundlegend. Durch die folgenden drei Übungen können Sie Ihre Lebensenergie und Ihr Abwehrsystem täglich neu aktivieren und stärken.

Aktivierung des Abwehrsystems

Dies ist eine einfache Übung, die Sie regelmäßig praktizieren können und sollten, um Ihr Abwehrsystem anzuregen. Klopfen Sie mit dem Zeige- oder Mittelfinger den Punkt Nr. 16, auch »Brustpalast« genannt, der in der Mitte des Brustbeins liegt. Hierdurch stärken Sie Ihre Thymusdrüse, die für das Abwehrsystem eine maßgebliche Bedeutung hat.
Bei Kindern kann dieses leichte Klopfen 5- bis10mal erfolgen, bei Erwachsenen 10- bis 20mal. Achtung! Reiben schwächt die Energie.

Atemübung

Setzen Sie sich in bequemer Stellung, jedoch mit geradem Rücken auf einen Stuhl. Diejenigen unter Ihnen, die Yoga praktizieren oder sehr gelenkig sind, setzen sich im Lotussitz auf ein Kissen. Achten Sie auf gleichmäßigen Atem.
Atmen Sie durch beide Nasenlöcher fünf Mal ein und aus. Mit dem Daumen drücken Sie nun das rechte Nasenloch zu und atmen nur durch das linke Nasenloch fünf Mal ein und aus. Lockern Sie den Druck des Daumens, und drücken Sie sanft mit dem Ringfinger das linke Nasenloch zu.
Atmen Sie nun durch das rechte Nasenloch fünf Mal ein und aus. Nun lassen Sie beide Nasenlöcher frei, und atmen durch beide Nasenlöcher fünf Mal ein und aus.
Dies ist eine einfache Übung aus der sogenannten Pranayama-Technik, die uns zu einer besseren und bewußteren Atmung sowie zu einem Ausgleich zwischen den Yin- und Yang-Energien verhilft. Diese Übung wirkt zudem ausgleichend bei Fieber und bei der Rauchentwöhnung.
Zur Stärkung der Vitalität und Lebenslust kann ich außerdem die

»fünf Tibeter« von Peter Kelder empfehlen. Machen Sie diese Übungen täglich, und Sie bleiben jung und fit. Zur Bewußtwerdung und Anregung der vitalen Lebensenergie Qi ist Qi Gong ebenso empfehlenswert. In »Qui Gong im Alltag« hat Joachim Pongratz praktische Übungen für den täglichen Gebrauch angegeben.
Auch durch tägliche Entspannung können Sie Ihren Heilungsprozeß unterstützen. Entspannung ist das Zauberwort der Selbstheilung. Entspannungsmusik stimuliert auf sanfte Weise die Chakras und unser Wohlbefinden. Deshalb sollte sie bei keiner Behandlung fehlen. Heilenergie wird generell leichter im entspannten Zustand aufgenommen und kann sich in Ruhe besser neu ordnen. Jeder entspannt sich auf seine Weise am besten. Dennoch möchte ich hier eine kurze Empfehlung geben.

Entspannungsübung

Sie legen sich bequem auf eine Decke oder auf ihr Bett. Zur besseren Entspannung der Nacken- und Beinmuskulatur können Sie sich eine Nackenrolle oder ein Kissen unter die Halswirbel und die Knie legen. Eine sanfte Musik spielt. Sie schließen die Augen. Nun atmen Sie tief durch die Nase in den Bauch und zählen von 10 bis 1 rückwärts. Sie programmieren sich, daß Sie sich bei jeder Zahl tiefer und tiefer entspannen. Sind Sie bei 1 angelangt, sagen Sie sich: »Mein Körper und Geist sind nun vollkommen entspannt, ich nehme heilende Energie auf.«
Das lassen Sie fünf Minuten oder länger geschehen. Sollten Ihnen Ihre Gedanken keine Ruhe lassen, so beobachten Sie diese, anstatt sich mit Ihnen zu identifizieren.
Nun sagen Sie sich, ich werde jetzt bis 4 zählen, und bei jeder Zahl werde ich wacher und frischer. 1, 2 , bei 4 werde ich wach, frisch

und ausgeruht sein; 3, 4, ich öffne die Augen und fühle mich frisch, wach und gleichzeitig entspannt.
Durch diese Übung können Sie Abstand nehmen zu dem alltäglichen Geschehen.

Postive Gestaltung Ihres Umfeldes

Achten Sie auf die verschiedenen Einflüsse, die täglich unsere Sinne erreichen, um auch in diesem Bereich die Energien zu harmonisieren und Ihr unmittelbares Umfeld positiv zu gestalten.

Auge

Farben haben einen direkten Einfluß auf unsere Chakras, Meridiane und auf unser Wohlbefinden. Vermeiden Sie dunkle, deprimierende Töne bei der Gestaltung Ihres Umfeldes und in der Auswahl Ihrer Kleidung. Sollten Sie zum Beispiel ein Energiedefizit im Lungenmeridian (siehe Kapitel »Wie Meridiane und Chakras unser Wohlbefinden beeinflussen«) feststellen, wird die Farbe Hellblau Ihre Energien stärken, da der Lungenmeridian mit dem Halschakra – diesem ist die Farbe Hellblau zugeordnet – verbunden ist. Tragen Sie blaue Kleidung, umgeben Sie sich mit blauem Licht, und gehen Sie ganz bewußt mit der Farbe Blau um.

Ohr

Weiche, harmonische Töne, Entspannungsmusik, z. B. Sandelans Einklang, oder auch angenehmer leiser Gesang, wirken beruhigend auf unser Empfinden. Das bewußte Aufnehmen der Töne kann Sie in neue Dimensionen führen, und auch das wirkliche Wahrnehmen dessen, was gesprochen wird, vermittelt Ihnen neue Einsichten. Wie Sie später lesen werden, ist das innere Ohr mit dem Herzmeridian verbunden. Das innere Ohr hört hin. Hört man richtig hin und nimmt das, was gesprochen wird, wirklich wahr, geben manche Redensarten (»Ihm ist eine Laus über die Leber gelaufen«, »Er vergällt ihm das Leben«, »Er spuckt Gift und Galle«) über die Befindlichkeiten und möglichen energetischen Ungleichgewichte Auskunft. Sollte jemand aus ihrem Umkreis oder sollten auch Sie selbst häufig bestimmte Redensarten gebrauchen, so können Sie hinhören und bei weiteren Anzeichen dazu übergehen, diesen Meridian zu behandeln.

Nase

Durch die Nase nehmen wir mit der Atemluft lebenswichtigen Sauerstoff und entprechend den Vorstellungen der chinesischen Medizin die darin enthaltene Lebensenergie, das Qi, auf. Die Nasenschleimhaut, ebenso wichtig zur Erwärmung, Befeuchtung wie zur Säuberung der Atemluft, enthält zahlreiche Riechzellen, die uns sensibel auf die unterschiedlichsten Gerüche reagieren lassen. Die Zunahme der Aromatherapie in den letzten Jahren zeigt, welch grundlegenden Einfluß Gerüche auf unser Wohlbefinden haben können. Mit Duftölen und Räucherstäbchen, die es für jedes Chakra gibt, können Sie wohltuend und heilsam auf Ihre unmittelbare Umgebung einwirken.

Mund

Auch durch die Nahrung gelangt Qi, die Lebensenergie, in unseren Körper. Um so wichtiger ist es, darauf zu achten, was wir an Nahrung und auch wie, d. h. in welcher Atmosphäre, wir diese zu uns nehmen. Bereiten Sie Ihre Nahrung bewußt zu. Entsprechende Gewürze wie auch die farbliche Zusammenstellung der Nahrung wirken sich positiv auf die Chakras und natürlich den Appetit aus. Indem Sie darauf achten, in angenehmer und entspannter Atmosphäre zu essen, sorgen Sie zugleich für einen harmonischen Energiefluß im Magen- und Dünndarmmeridian und tragen dafür Sorge, daß die Nahrungsenergie optimal ausgewertet werden kann. Zwischen 19 und 21 Uhr befindet sich der Magenmeridian im Tiefstand, was bedeutet, daß man nach 19 Uhr nichts mehr essen sollte. Beachten Sie bitte auch den Zusammenhang zwischen Meridianen und den ihnen zugeordneten Geschmacksrichtungen.

Hand

Da die Hände energetische Verlängerungen des Herzens (Liebe) sind, ist jede Art von liebevoller Berührung heilsam und Ausdruck des Verstehens und des Mitgefühls. Oft habe ich die Akupressurbehandlung durch Reiki unterstützt. Dies ist eine Methode, bei der durch Handauflegen universelle Lebensenergie (Qi) übertragen und die Selbstheilungskräfte aktiviert werden. Indem Sie sich auf die unmittelbaren und einfachen Gesten des Lebens besinnen, können Sie energetische Störungen wieder in Fluß bringen.

Negative Einflüsse

Ist es möglich durch eine Akupressurbehandlung und durch die positive Gestaltung des unmittelbaren Umfeldes Ihre körpereigenen Energien zu harmonisieren, so können sich auch bestehende Energiefelder negativ auf den Energiefluß auswirken. Sie sollten bei der Suche nach möglichen Energiestörungen auf Schmuck (Ohrringe, Uhren) im Verlauf bestimmter Meridiane (Drei-Erwärmer-Meridian) achten. Oft ist nur ein Meridian betroffen, doch eine Quarzuhr am inneren Handgelenk beeinflußt nicht nur einen, sondern drei Meridiane einseitig (Lungen-, Kreislauf- und Herzmeridian). Eine Bekannte litt jahrelang phasenweise morgens zwischen 9 und 11 Uhr unter anfallartigen Kopfschmerzen, die sie sehr in ihrer Arbeit beeinträchtigten. Anhand der Zeittabelle war ersichtlich, daß der Drei-Erwärmer-Meridian um diese Zeit seinen Tiefstand hat. Ich empfahl ihr, den Ohrring im Verlauf dieses Meridians abzunehmen, gab ihr eine Akupressur- und Reikibehand-

lung, und sie war wie durch ein Wunder nach nur zwei Behandlungen schmerzfrei.
Achten Sie gegebenenfalls auf diese negativen energetischen Einflüsse.

Akupressur bei Notfällen

Haben Sie etwas Erfahrung in der Akupressurbehandlung gesammelt, so können Sie die Akupressur auch bei Notfällen anwenden und Erste Hilfe leisten. Mit diesem Selbsthilfebuch in der Tasche sind Sie in der Lage, durch sofortige Behandlung Schmerzen zu lindern und Ängste abzubauen. Sie können zugleich aktiv helfend die Zeit überbrücken, bis ärztliche Hilfe eintrifft.

Zur Beruhigung

Akupressieren Sie in Notfällen den 73. Punkt, »göttliche Gleichmut« genannt, der, wie der Name schon sagt, eine beruhigende Wirkung hat. Beachten Sie bitte auch das Punkteset zum Einprägen, das im Kapitel »Akupressurpunkte« aufgeführt ist.

Blinddarmentzündung

Eine akute Blinddarmentzündung erkennen Sie daran, daß der Patient aus heiterem Himmel Bauchschmerzen und/oder Fieber bekommt. Wenn Sie auf den Oberbauch drücken und feststellen, daß dies starke Schmerzen hervorruft, müssen Sie sich sofort in ärztliche Behandlung begeben, denn sollte der Blinddarm infolge einer Entzündung oder Abknickung platzen, besteht Lebensgefahr. Entstehen starke Schmerzen beim langsamen Eindrücken und plötzlichen Loslassen der Bauchdecke (Loslaßschmerz) wie auch beim Heben des rechten Beines, ist ebenso Vorsicht geboten. Um dieser Entwicklung vorzubeugen, kann der 33. Punkt behandelt werden.

Blutverlust

Auch hier muß im Zweifelsfall sofort ein Arzt aufgesucht werden. Sie können unterstützend sowohl Herz- als auch Kreislaufmeridian stärken und vor allem beruhigen, indem Sie den 51. Punkt behandeln.

Ohnmacht

Bei Ohnmacht empfiehlt es sich, den 58. Punkt, die »Sprudelnde Quelle«, zu akupressieren.

Schmerzen

Schmerzen sind ein Hilfeschrei des Körpers, um zu vermitteln: Hier stimmt etwas nicht! Auch wenn es einige sehr wirkungsvolle Punkte zur Schmerzbehandlung gibt, sollten Sie, um die eigentlichen Ursachen für Ihre Schmerzen herauszufinden, sich fragen, was denn nicht stimmt.
Da Entspannung fast immer schmerzlindernd wirkt, können Sie durch eine zarte und angenehme Akupressurbehandlung die Beschwerden mildern und zugleich die Meridiane und Chakras in ihren Aufgaben wie auch den Organismus ganzheitlich unterstützen.
Die Akupressurpunkte zur Behandlung der verschiedenen Schmerzen sind im Kapitel »Medizinische und therapeutische Hinweise« aufgeführt.

Zahnschmerzen

Obwohl ich bei Zahnschmerzen durch Akupressur oft die Schmerzen lindern konnte, muß unbedingt darauf hingewiesen werden, daß ein Zahnarztbesuch unvermeidbar ist. Doch auch hier können Sie durch eine allgemein beruhigende Wirkung sinnvolle Unterstützung leisten.
Hilfreich bei Zahnschmerzen sind folgende Punkte: 1, 17, 31, 33, und 35.
Eine der ersten und für meinen weiteren Lebensweg entscheidende Erfahrung, die ich mit Akupressur gemacht habe, möchte ich Ihnen nicht vorenthalten. Vor ca. 15 Jahren betrat ich eine andalusische Bar und begrüßte einen Bekannten, der wegen seiner dicken Backe und Schmerzen kaum sprechen konnten. Außerdem hatte er – als guter Andalusier – versucht, diesen Schmerz und die Entzündung mit Weinbrand erfolglos zu betäuben. Ich dachte mir, mal sehen, ob das funktioniert, und drückte mit meinem Daumennagel auf den letzten Punkt des Jenn-mo-Meridians, auf den 17. Punkt. Und da passierte etwas, was für mich damals noch ein Wunder war: Die Person entspannte sich, der Schmerz ließ sofort nach, und innerhalb kürzester Zeit war eine deutliche Besserung der Schmerzen eingetreten. Nach seiner Aussage sollen die Zahnschmerzen nicht wiedergekommen sein.

Fieber

Fieber ist eine wirksame Abwehr- und Entgiftungsreaktion des Körpers, die Sie nicht mit Medikamenten unterdrücken sollten. Mit der Erhöhung der Körpertemperatur wehrt sich der menschliche Organismus gegen Infektionen, denn die Vermehrung von Viren wird bei einer Köpertemperatur von 38 bis 39 Grad Celsius gehemmt. Erst ab 39/40 Grad Celsius aufwärts und bei einem schwachen Kreislauf wird eventuell eine medikamentöse und ärztliche Fieberbehandlung erforderlich. Was können Sie also tun? Zunächst einmal sollten Sie verhindern, daß die Temperatur weiter ansteigt. Drosseln Sie die Heizung, und bereiten Sie ein Bad mit natürlichen, aromatischen oder fiebersenkenden Essenzen, wie z.B. Melisse und Lindenblüte. Das Wasser sollte in jedem Fall eine Temperatur haben, die unter der des Erkrankten liegt, und die Badezeit sollte 10 Minuten nicht überschreiten. Achten Sie darauf, daß der Kranke während dieser Zeit unter Aufsicht und auf gar keinen Fall Zugluft ausgesetzt ist. Auch kalte Wadenwickel, die alle 10 Minuten gewechselt werden, sind ein altes fiebersenkendes Hausmittel.

Viele haben zu Beginn einer Krankheit keinen oder wenig Appetit. Dies ist unbedingt zu respektieren, da der Körper durch kurzzeitiges Fasten und auf natürliche Weise seine Abwehrkräfte stärkt. Verzichten Sie besonders auf reichhaltiges und fettes Essen, da es die Körpertemperatur erhöht. Geben Sie viel Flüssigkeit in Form von Kräutertees (Melisse, Zitronenmelisse, Salbei), natürlichen Säften, Wasser, Zitronenwasser mit Honig, Gemüse oder Hühnerbrühe (besonders effektiv bei anfänglicher Grippe), und akupressieren Sie folgende Fieberpunkte: 20, 22, 33, 34 und 63.

Zur Stärkung der Qi-Energie sollten Sie den Punkt 47 behandeln und die Thymusdrüse durch Klopfen des Punktes 16 anregen. Auch die Atemübung aus dem Kapitel »Übungen zur Allgemeinen Harmonisierung« aktiviert die vitale Lebensenergie.

Sucht

Diesen Punkt habe ich in dieses Kapitel aufgenommen, da viele Menschen, die das Trinken oder Rauchen aufgeben wollen, davon ausgehen, daß sie von ihrer Sucht durch einige wenige Akupunktur- oder Akupressurbehandlungen geheilt werden. Da meiner

Meinung nach Sucht immer eine Ersatzhandlung ist und letztendlich danach gesucht wird, was in der Kindheit verwehrt wurde, erfordert die Behandlung von Suchterkrankungen (Eßsucht, Arbeitssucht, Eifersucht, Kritiksucht) die Einbeziehung psychotherapeutischer Fragestellungen und vor allem einen ganzheitlich denkenden Therapeuten. Sie können durch Akupressur und zusätzlich durch die Behandlung mit Bachblüten oder Reiki das energetische Geschehen unterstützen und mögliche Entzugserscheinungen lindern. Zur unterstützenden Behandlung von Suchterkrankungen empfehle ich folgende Punkte:

- zur Beruhigung, Punkte: 7, 16, 37
- zur Stimmungsaufhellung, Punkt: 73
- bei Alkoholsucht, Punkte: 40 (Melancholie), 65 (unterstützt die Leber), 58 (periodische Trunksucht), 2 (erzeugt Brechreiz bei Betrunkenen)
- bei Übergewicht, Punkte: 76 (Völlerei und Verstopfung), 73 (Beruhigung), 94 (Willenskraft) sowie die Punkte des Milz-Pankreas-Meridians zur Unterstützung des Bindegewebes
- bei Nikotinsucht, Punkte: 21 (Lunge), 73 (Beruhigung)

Nikotinpflaster oder Mittel zur Gewichtsreduzierung können auf Dauer nur wirksam sein, wenn sich Ihre innere Einstellung ändert und Sie Ihre Probleme aktiv bewältigen. Suchen Sie nicht nach Lösungsmöglichkeiten, verlagern sich die Probleme auf eine andere Ebene, und früher oder später werden Sie wieder in Ihre alte Gewohnheit zurückfallen, nur eben mit der unerfreulichen Einsicht, daß Sie es nicht geschafft haben.

Falls Sie den Entschluß gefaßt haben, zu- oder abzunehmen, das Rauchen oder Trinken aufzugeben, gehen Sie nett mit sich um, und erwarten Sie nicht zuviel von sich selbst oder anderen. Sicherlich finden Sie auf Ihrem Weg viele, die ähnliche Erfahrungen gemacht haben und Ihnen weiterhelfen können. Wie bereits gesagt, ist Akupressur sehr hilfreich beim Lindern der üblichen Entzugserscheinungen und sollte in das Therapieprogramm von z. B. den ›Anonymen Alkoholikern‹, Drogengruppen oder den ›Anonymen Rauchern und Essern‹ aufgenommen werden. Ich wünsche Ihnen viel Erfolg.

6 Die Akupressurpunkte*

1. Punkt

Name:	Hüter der Freude
Meridian:	Lenkergefäß (LG 27)
Lage:	direkt über der Oberlippe
Indikationen:	Lippenherpes, Zahnschmerzen, Mundfäule, Mundschleimhautentzündung
Technik:	Teilen, bis zu 20 Sekunden

2. Punkt

Name:	Gesichtsherrscher
Meridian:	Lenkergefäß (LG 25)
Lage:	auf der Nasenspitze
Indikationen:	Ohnmacht, Heuschnupfen, Bewußtseinsstörungen, Nasenfurunkel, Schnupfen, Lähmungen des Gesichtsnerves, Augendruckkrankheit (Glaukom), Gehirnschlag
Besonderheit:	Bei Betrunkenen erzeugt der Punkt Brechreiz.
Technik:	Greifen, bis zu 20 Sekunden

* Zu den einzelnen Akupressurpunkten finden Sie im Anhang (Seite 223ff.) zusätzlich zu den Grafiken entsprechende Fotos.

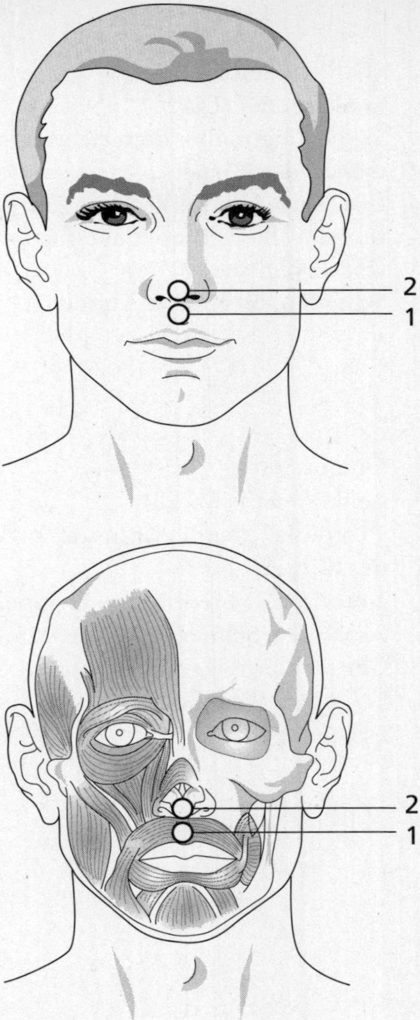

Akupressurpunkte im Gesicht (Lenkergefäß)

3. Punkt

Name:	Göttlicher Hof
Meridian:	Lenkergefäß (LG 24)
Lage:	1 Querfinger über dem Haaransatz, auf der Mittellinie des Körpers
Indikationen:	Lampenfieber, Kopfschmerzen, Asthma, Brechreiz, Übelkeit, Bindehautentzündung, Traurigkeit, Erregtheit
Technik:	Schieben, bis zu 20 Sekunden

4. Punkt

Name:	Oberer Stern
Meridian:	Lenkergefäß (LG 23)
Lage:	1 Cun über dem Haaransatz, auf der Mittellinie des Körpers
Indikationen:	Neurosen, Nasenbluten, Grippe, Kopfschmerzen (Stirn, Scheitel), Ängste, Phobien, gestörtes Geruchsvermögen, Schnupfen, Augendruckkrankheit (Glaukom)
Technik:	Drücken, 7mal

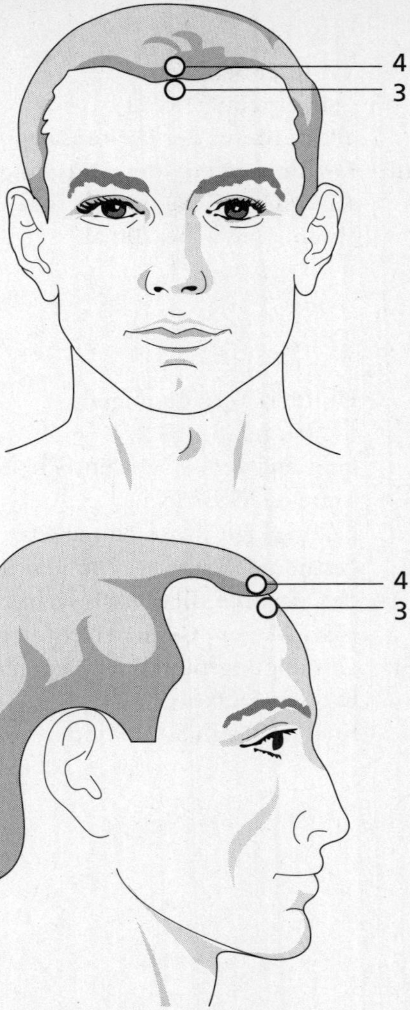

Akupressurpunkte auf der Stirn (Lenkergefäß)

5. Punkt

Name:	Vorderer Scheitel
Meridian:	Lenkergefäß (LG 21)
Lage:	4 Cun hinter der Haaransatzgrenze
Indikationen:	Entzündungen der Nasennebenhöhlen, Erschöpfung, Katarrhe
Technik:	Vereinigen, 7- bis 10mal

6. Punkt

Name:	Hundert Vereinigungen
Meridian:	Lenkergefäß (LG 20)
Lage:	liegt auf dem höchsten Scheitelpunkt, auf der Mitte des Schädels
Indikationen:	hartnäckige Kopfschmerzen, Alpträume, Legasthenie, Stottern, Phobien, Hysterie, Schwindel, Apathie, Blasenschwäche, Schnupfen, nervöser Magen, Gehirnerschütterung
Besonderheit:	Vereinigungspunkt aller Yang-Meridiane
Chakra:	Kronen-Chakra
Technik:	Kneten, bis zu 30 Sekunden

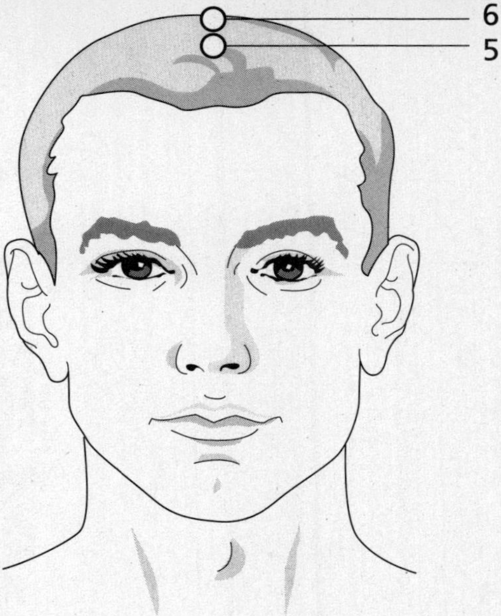

Akupressurpunkte auf dem Scheitel (Lenkergefäß)

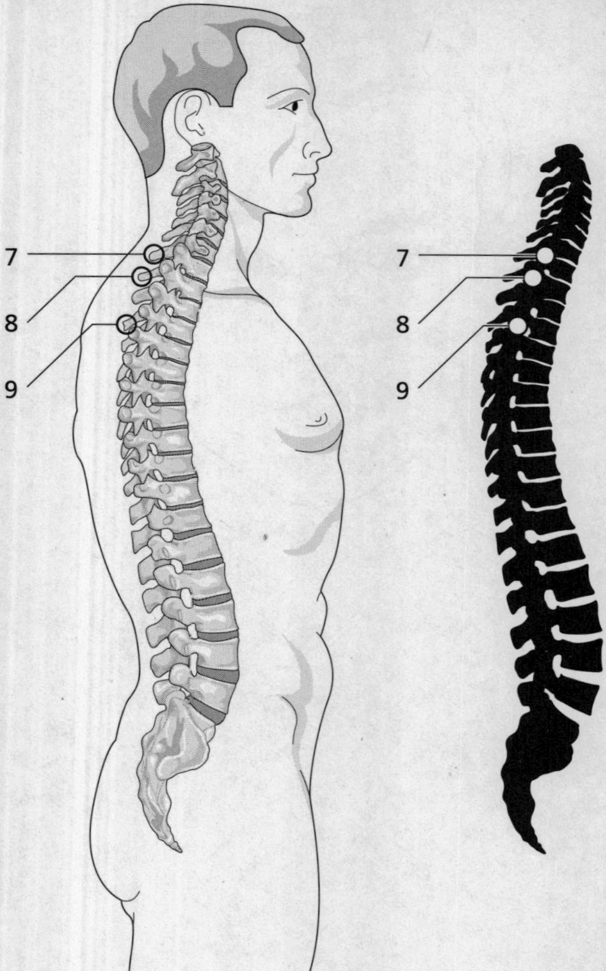

Akupressurpunkte der Wirbelsäule (Lenkergefäß)

7. Punkt

Name:	Große Erschöpfung
Meridian:	Lenkergefäß (LG 14)
Lage:	direkt unter dem siebten Halswirbel
Indikationen:	Verdauungsstörungen, starke Kopfschmerzen, Übelkeit, Brechreiz, Bronchitis, Abwehrschwäche, Traurigkeit, Psychosen, Sucht, Störungen der Schilddrüse, psychosomatische Schmerzen, Migräne, Bandscheibenschäden, Stimmungsschwankungen, Herzkrankheiten, Epilepsie, Brustfellentzündung
Besonderheit:	Vereinigungspunkt aller Yang-Meridiane, *Superpunkt*
Technik:	Teilen, bis zu 30 Sekunden

8. Punkt

Name:	Körpersäule
Meridian:	Lenkergefäß (LG 12)
Lage:	unter dem 1. Brustwirbel
Indikationen:	Weinerlichkeit, Übererregung, Muskelkrämpfe, Halluzinationen, Keuchhusten, Rückensteifigkeit, Muskelkrämpfe, Nervenschwäche, Bronchitis
Technik:	Teilen, bis zu 30 Sekunden

9. Punkt

Name:	Göttlicher Weg
Meridian:	Lenkergefäß (LG 11)

Lage:	zwischen den Schulterblättern, unter dem 3. Brustwirbel
Indikationen:	Phobien aller Art, neurotische Krisen, Asthma, Depressionen, nächtliches Bettnässen, Erschöpfung, Brustfellentzündung, hypochondrische Ängste
Besonderheit:	bei allen Psychosen zu behandeln
Chakra:	Herz-Chakra
Technik:	Teilen, bis zu 30 Sekunden

10. Punkt

Name:	Mittlerer Gipfel
Meridian:	Konzeptionsgefäß (KG 3)
Lage:	auf der vorderen Mittellinie, zwischen Schambein und Nabelmitte, am Ende des ersten Drittels
Indikationen:	Bettnässen, Blasenschwäche, Erschöpfung, Vaginalausfluß, Potenzstörungen, mangelnde Empfängnis, Trübsichtigkeit, kalte Arme und Beine
Besonderheit:	Bei Anregung dieses Punktes werden gleichzeitig der Leber-, Nieren- und Blasenmeridian sowie der Milz-Pankreas-Meridian angesprochen. Dieser Punkt wirkt schmerzstillend. Sollte er auf Druck schmerzhaft sein, ist davon auszugehen, daß der Blasenmeridian schwach ist und mitbehandelt werden muß.
Technik:	Kneten, bis zu 20 Sekunden
Chakra:	Sexual-Chakra

11. Punkt

Name:	Grenzvorsprung
Meridian:	Konzeptionsgefäß (KG 4)
Lage:	auf der vorderen Mittellinie, in der Mitte zwischen Schambein und Nabelmitte
Indikationen:	Schlaflosigkeit, Durchfall, Erschöpfung, Blasenentzündung, Uterussenkung, zu lange dauernde Regelblutung, schmerzhafte Regelblutung, Überlaufblase, Empfängnisstörungen, Penisschmerzen, Herzdruck, akuter Durchfall
Besonderheit:	Bei Anregung dieses Punktes werden gleichzeitig der Leber-, Nieren- und Dünndarmmeridian sowie der Milz-Pankreas-Meridian angesprochen. Dieser Punkt ist schmerzstillend. Sollte er auf Druck schmerzhaft sein, ist davon auszugehen, daß hier eine Schädigung des Dünndarmmeridians vorliegt, den Sie dann zusätzlich behandeln sollten.
Chakra:	Sexual-Chakra
Technik:	Schieben, 5- bis 7mal

12. Punkt

Name:	Steintor
Meridian:	Konzeptionsgefäß (KG 5)
Lage:	4 Cun unterhalb der Nabelmitte, auf der Mittellinie des Bauches
Indikationen:	Konzentrationsstörungen, Unterleibsentzündungen, Nierenschmerzen, psychische und physische Erschöpfung, ungenügende Funktion der

	Eierstöcke, Schmerzen im Brustkorb, Blasenschwäche, Darmstörungen, Geschwüre im Darm, Entzündung der Bauchspeicheldrüse, Schlaflosigkeit.
Besonderheit:	Dieser Punkt gleicht den Blutdruck aus; *Superpunkt*
Chakra:	Sexual-Chakra
Technik:	Drücken, bis zu 30 Sekunden

13. Punkt

Name:	Yin-Vereinigung
Meridian:	Konzeptionsgefäß (KG 7)
Lage:	1 Cun unterhalb der Nabelmitte
Indikationen:	alle Formen von Menstruationsstörungen, trockener schmerzhafter Hals, Hitzewallungen, mangelnde sexuelle Libido sowie das Gegenteil: Nymphomanie und Potenzstörungen, Erotomanie, Magenschleimhautentzündung, Schmerzen im Brustkorb (Angina Pectoris), Schlaflosigkeit, Schwerhörigkeit, Zerfahrenheit, Durchfall, Halsschmerzen, Schwindel, Phobien
Besonderheit:	Bei Anregung dieses Punktes werden gleichzeitig der Kreislauf- und Nierenmeridian sowie der Drei-Erwärmer-Meridian angesprochen. Er hat auch schmerzstillende Qualitäten. Sollte er bei Druck schmerzhaft sein, sind die Yin-Energien im Drei-Erwärmer-Meridian angegriffen.
Technik:	Teilen, 5- bis 7mal

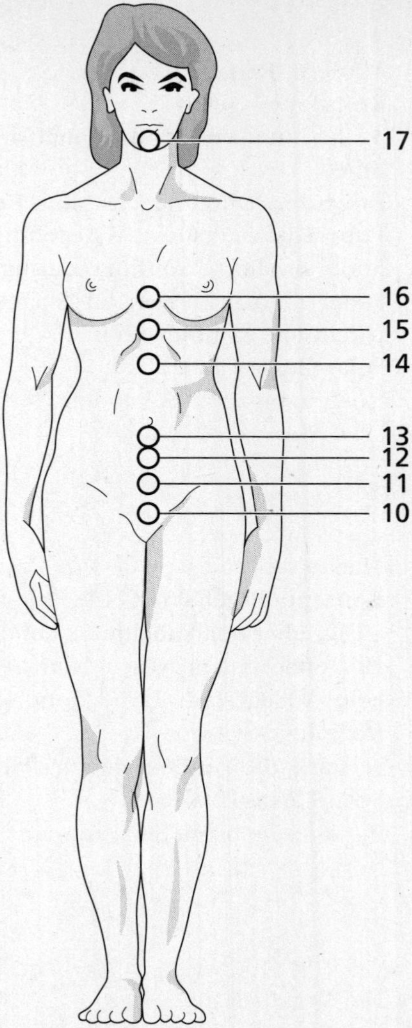

Akupressurpunkte auf der Mittellinie (Konzeptionsgefäß)

14. Punkt

Name:	Mittlerer Kanal
Meridian:	Konzeptionsgefäß (KG 12)
Lage:	4 1/2 Cun über dem Bauchnabel, auf der Mittellinie
Indikationen:	Brechreiz, Durchfall, Asthma, Benommenheit, Pubertätsmagersucht, Völlegefühl, Verstopfung, Sodbrennen, Zwölffingerdarmgeschwür, Magengeschwür, Mangel an Magensaft, schnelle psychische Ermüdbarkeit
Chakra:	Solar-Plexus-Chakra
Technik:	Kneten, bis zu 20 Sekunden

15. Punkt

Name:	Machtgrenze
Meridian:	Konzeptionsgefäß (KG 14)
Lage:	6 Cun über der Nabelmitte, auf der Mittellinie
Indikationen:	Herzattacken, nervöser Atem, Phobien, Übelkeit, Völlegefühl, Hypochondrie, Schluckauf, Roemheld-Syndrom
Besonderheit:	verstärkt die Yin-Energien des Herzmeridians
Chakra:	Solar-Plexus-Chakra
Technik:	Punktieren, bis zu 30 Sekunden

16. Punkt

Name:	Der Brustpalast
Meridian:	Konzeptionsgefäß (KG 17)
Lage:	direkt auf dem Brustbein

Indikationen:	Asthma, Schwindel, grippale Infekte, Abwehrschwäche, Thymusschwäche, schlechte Laune, Traurigkeit, Sucht, Phobien, nervöser Atem, Herzklopfen, Schwindel, grippale Infekte, Emphysem, Schluckauf, psychosomatische Schmerzen, Unvermögen, Gefühle hinreichend wahrzunehmen, Entzündung der Milchgänge in der weiblichen Brust, Halsentzündung, Roemheld-Syndrom
Besonderheit:	steht mit neun weiteren Meridianen in Beziehung; bei Anregung dieses Punktes werden gleichzeitig der Lungen-, Leber-, Herz-, Dickdarm-, Dünndarm-, Nieren- und Kreislaufmeridian sowie der Drei-Erwärmer-Meridian und der Milz-Pankreas-Meridian angesprochen. Punkt 16 ist der Sammelpunkt der vitalen Lebensenergie.
Chakra:	Herz-Chakra
Technik:	Punktieren, 30 Sekunden Dieser Punkt sollte durch Klopfen im Bedarfsfall **täglich** angeregt werden (siehe »Übungen zur Allgemeinen Harmonisierung«)

17. Punkt

Name:	Flüssigkeitsaufnahme
Meridian:	Konzeptionsgefäß (KG 24)
Lage:	im Gesicht zwischen Unterlippe und der Kinnverdickung
Indikationen:	Stottern, Lippenherpes, Zahnschmerzen, Kiefergelenksbrüche, Lähmung des Gesichtsnerves, Lähmung einer Körperseite

Besonderheit:	Dieser Punkt hat Verbindungen zum Magen- und Dickdarmmeridian und zum ergänzenden Lenkergefäß. Bei Zahnschmerzen wird er als besonders angenehm empfunden.
Technik:	alle Techniken möglich: 5- bis 15mal, 20 bis 30 Sekunden

18. Punkt

Name:	Augenbrauenwinkel
Meridian:	Blasenmeridian (BL 2)
Lage:	am inneren Ende der Augenbrauen
Indikationen:	Glaukom (Augendruckkrankheit), Niesreiz, attackenweise auftretende Schmerzanfälle im Gesicht mit gleichzeitigem Tränenfluß, Entzündung der Nasennebenhöhlen, Augenmüdigkeit, Bindehautentzündung, Kopfschmerzen, Migräne, Nervosität, Konzentrationsschwäche, allgemeine Augenkrankheiten, Nasenbluten
Besonderheit:	zuverlässig bei allen Kopfschmerzen; bitte **vorsichtig** behandeln, da zu starker Druck ein Brillenhämatom (Hämatom-Bluterguß) verursachen kann.
Technik:	Kneten, bis zu 20 Sekunden

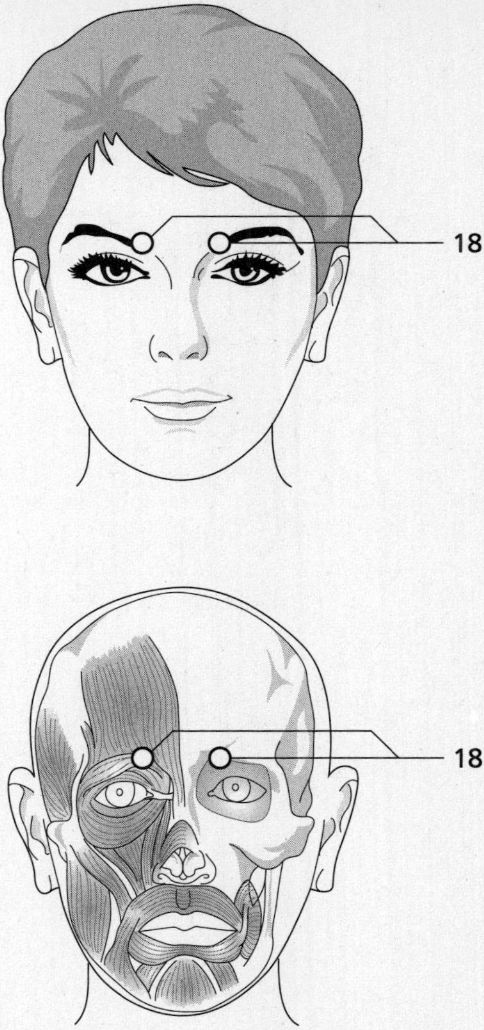

Akupressurpunkt 18 (Blasenmeridian)

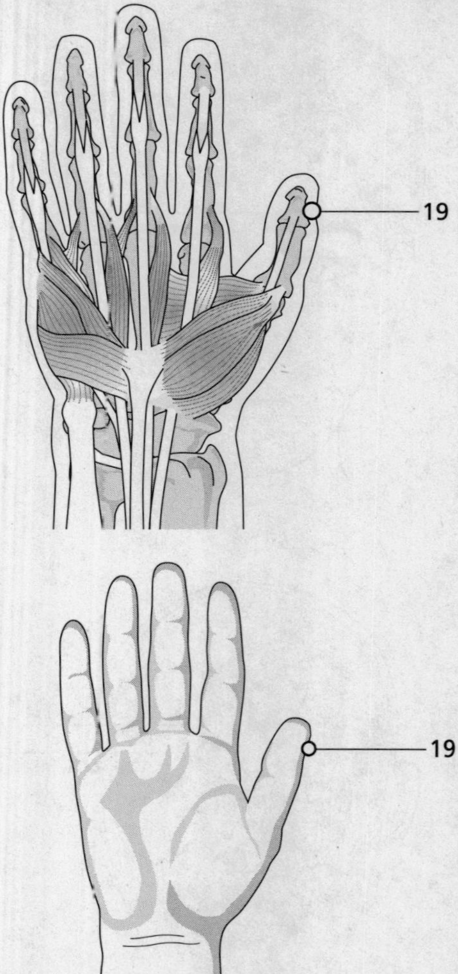

Akupressurpunkt 19 (Lungenmeridian)

19. Punkt

Name:	Geringer Handel
Meridian:	Lungenmeridian (Lu 11)
Lage:	am äußeren Nagelwinkel des Daumens
Indikationen:	(Kopf-)Grippe, Bronchitis, Mandel- und Halsentzündung (Meisterpunkt für den Hals), Diphtherie (nur im Anfangsstadium), Herzbeklemmung, Keuchhusten, Kreislaufschwierigkeiten, Brustfellentzündung, Durchfall, Mumps, Ziegenpeter, Nasenbluten.
Besonderheit:	steht in Verbindung mit dem Dickdarmmeridian; *Superpunkt*, der bei allen unklaren Infekten eingesetzt werden kann
Technik:	Schieben, bis zu 30 Sekunden

20. Punkt

Name:	Großer Schlund
Meridian:	Lungenmeridian (Lu 9)
Lage:	an der inneren Seite der Beugefalte des Handgelenks
Indikationen:	Blähungen, Pseudokrupp, Schmerzen im Unterbauch, periodisches Fieber, jede Form von Atemstörung, Kraftlosigkeit, Emphysem, Schwäche, Antriebsschwäche, Lungenstauungen, Kopfschmerzen
Besonderheit:	*Quellpunkt*, der mit dem Schleusenpunkt des Dickdarmmeridians in Verbindung steht. Bei schwacher Energie im Dickdarmmeridian beide Punkte behandeln: – Punkt 20 – Quellpunkt des Lungenmeridians

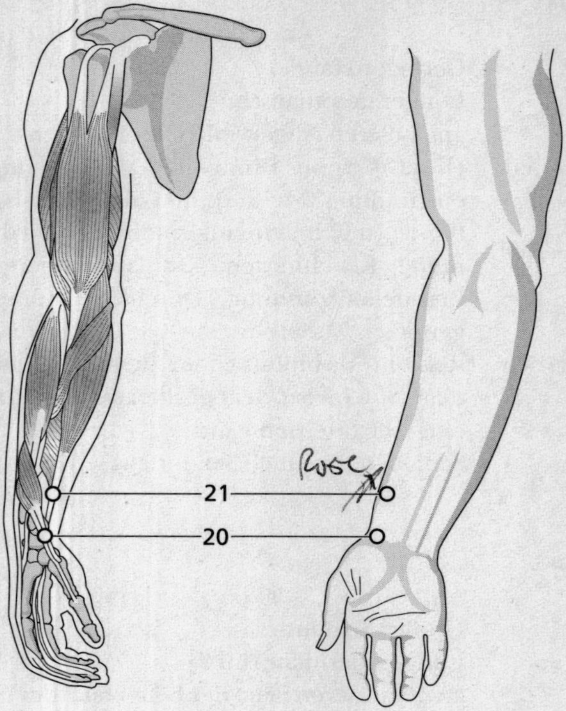

Akupressurpunkte auf der Innenseite des Armes (Lungenmeridian)

- Punkt 36 – Schleusenpunkt des Dickdarmmeridians. Punkt 20 ist ein günstiger Punkt bei Energieabfall.

Technik: Kneten, 20 Sekunden

21. Punkt

Name: Grubenöffnung

Meridian: Lungenmeridian (Lu 7)

Lage: Kreuzt man Zeigefinger und Daumen beider Hände ineinander, liegt er an der Spitze des Zeigefingers, auf der Innenseite des Unterarms.

Indikationen: bellender Husten, Unruhe, Nervosität, Nachtschweiße, Sprechunlust, Heiserkeit, Frostigkeit, Halsentzündung, Nasennebenhöhlenentzündung, Bindehautentzündung, Herpes an den Lippen, Ekzeme, Ohrensausen, Bronchitis, Schnupfen, Erkältungsfieber, Migräne, Asthma, Appetitlosigkeit aus Gründen der Nervosität, Mundsperre, Angina pectoris, Aushusten von Blut, Schulter-Armneuralgien, Herpes zoster

Besonderheit: *Schleusenpunkt,* der mit dem Quellpunkt des Dickdarmmeridians in Verbindung steht. Bei schwacher Energie im Lungenmeridian beide Punkte behandeln:

- Punkt 21 – Schleusenpunkt des Lungenmeridians
- Punkt 34 – Quellpunkt des Dickdarmmeridians

Superpunkt, der bei allen unklaren Infekten einzusetzen ist.

Technik: Punktieren, bis zu 30 Sekunden

22. Punkt

Name: Grenz-Angriffspunkt
Meridian: Drei-Erwärmer-Meridian (3E 1)
Lage: am äußeren Nagelwinkel des Ringfingers
Indikationen: Kopfschmerzen, unregelmäßiger Stuhlgang, Hals- und Mandelentzündung, Fieber, Angina, Migräne, Völlegefühl
Besonderheit: Verbindung zum 53. Punkt, der auf dem Kreislaufmeridian liegt (KS 9)
Technik: Schieben, 20 Sekunden

23. Punkt

Name: Das Tor des Überflusses
Meridian: Drei-Erwärmer-Meridian (3E 2)
Lage: auf dem Fingergrundgelenk, zwischen dem kleinen Finger und dem Ringfinger
Indikationen: Erkältungsneigung, Melancholie, Beeinträchtigung der Augen, Erregtheit, Angina, Ohrensausen, Kopfschmerzen, Wetterfühligkeit
Technik: Kneten, 30 Sekunden

24. Punkt

Name: Mittlere Insel
Meridian: Drei-Erwärmer-Meridian (3E 3)
Lage: auf dem Handrücken, in dem Winkel der Mittelhandknochen des kleinen Fingers und des Ringfingers
Indikationen: mangelnde Geschlechtskraft, Arthritis in den

	Handgelenken, Menstruationsunregelmäßigkeiten, Phantomschmerz, Kopfschmerz, herabgesetztes Hörvermögen, Gehirnerschütterung, Augenschwäche, Neigung zum grauen Star, Mattigkeit, Angina, Stimmungsschwankungen
Technik:	Kneten, bis zu 20 Sekunden

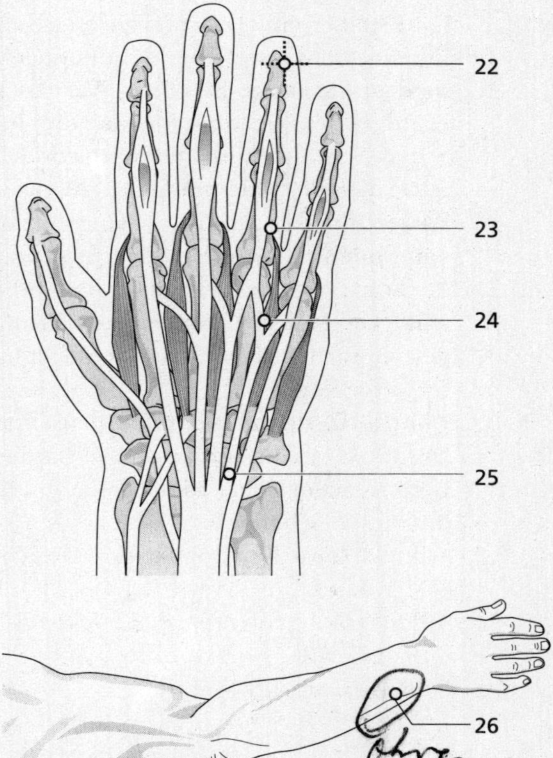

Akupressurpunkte am Handrücken und Unterarm (Drei-Erwärmer-Meridian)

25. Punkt

Name:	Yangteich
Meridian:	Drei-Erwärmer-Meridian (3E 4)
Lage:	auf dem Handrücken, in einer Vertiefung in der Mitte des Handgelenks; biegt man die Hand nach hinten, ist die Vertiefung zu tasten
Indikationen:	nervenbedingte Schmerzen im Arm, schmerzhafte steife Schulter, hervorgerufen durch einen Entzündungsprozeß der Schultergelenkkapsel, sogenannte ›kalte Schulter‹, Verstauchung im Handgelenk, Nervenschwäche durch zuwenig Schlaf, Schwindel mit Flimmern vor den Augen, schwankende Stimmungen, Atemstörungen, Wetterfühligkeit, Kollaps, Herzneurose, Mißempfinden im Bereich des Herzens, ungenügende Funktion der Sexualorgane und unregelmäßiger Menstruationszyklus, Ermüdbarkeit der Sprach-, Kau- und Schluckmuskulatur, schwerer Kopf
Besonderheit:	*Quellpunkt,* der mit dem Schleusenpunkt des Drei-Erwärmer-Meridians in Verbindung steht. Bei schwacher Energie im Kreislaufmeridian beide Punkte behandeln: – Punkt 25 – Quellpunkt des Drei-Erwärmer-Meridians – Punkt 50 – Schleusenpunkt des Kreislaufmeridians
Technik:	Schieben, bis zu 1 Minute

26. Punkt

Name: Äußere Grenze

Meridian: Drei-Erwärmer-Meridian (3E 5)

Lage: 2 Cun proximal der Handgelenksquerfalte, auf dem Armrücken, zwischen den beiden Unterarmknochen

Indikationen: Angina, Kopfschmerzen, nervöse Magenschleimhautentzündung, Frösteln, Schnupfen, Ekzeme, Wechsel zwischen Hitze und Kälte, Ohrensausen, Sodbrennen, Achselschweiß, schmerzhafte Rötung der Haut, Phantomschmerz, Impotenz, Lähmungen in den Armen

Besonderheit: *Schleusenpunkt*, der mit dem Quellpunkt des Kreislaufmeridians in Verbindung steht. Bei schwacher Energie im Drei-Erwärmer-Meridian beide Punkte behandeln:

- Punkt 26 – Schleusenpunkt des Drei-Erwärmer-Meridians
- Punkt 51 – Quellpunkt des Kreislaufmeridians

Technik: Schieben, 30 Sekunden

27. Punkt

Name: Himmelsgrube
Meridian: Drei-Erwärmer-Meridian (3E 15)
Lage: am oberen Rand des Trapezmuskels, auf der Mitte der Schulter
Indikationen: Winderkrankungen, Wind- und Wetterfühligkeit, grippale Infekte, Schnupfen, Benommenheit, Halsentzündungen, Keuchhusten, Muskelschmerz in den Schultern
Besonderheit: Verbindung zum Gallenblasen- und Dünndarmmeridian sowie zum Lenkergefäß. Eine sanfte Massage an den Punkten 27 und 28 wird besonders von Menschen, die beruflich viel schreiben müssen (Sekretärinnen etc.) als wohltuend empfunden.
Technik: Kneten, 5- bis 7mal

28. Punkt

Name: Offenes Himmelsfenster
Meridian: Drei-Erwärmer-Meridian (3E b)
Lage: liegt am hinteren Rand des Schlüsselbeinmuskels, in Höhe des Winkels zum Unterkiefer
Indikationen: Ohrensausen, Ohrenschmerzen, Mittelohrentzündung, Schmerzen in den Nackenwirbeln, Nackensteife, Schwindel, Migräne, Muskelschmerzen in der Halsmuskulatur, Schiefhals, Wetterfühligkeit
Besonderheit: Eine sanfte Massage an den Punkten 28 und 27 wird besonders von Menschen, die beruflich viel

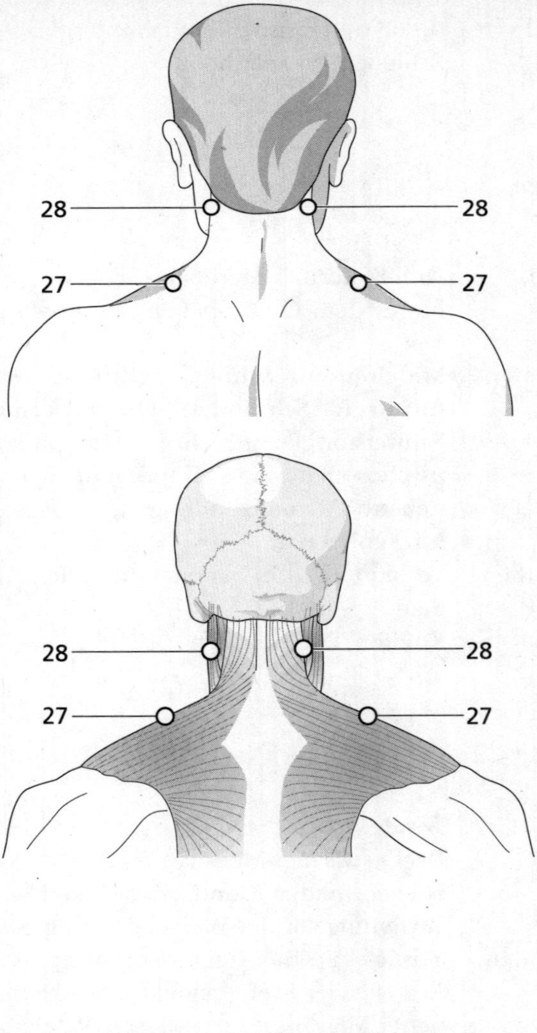

Akupressurpunkte im Nacken-Schulter-Bereich (Drei-Erwärmer-Meridian)

	schreiben müssen (Sekretärinnen etc.) als wohltuend und entspannend empfunden.
Technik:	Schieben, 30 Sekunden

29. Punkt

Name:	Windschirm
Meridian:	Drei-Erwärmer-Meridian (3E 17)
Lage:	hinter dem Ohrläppchen, am unteren Ohransatz
Indikationen:	Mittelohrentzündung, Ohrensausen, Ohrfurunkel, Schwindel, Oberkieferneuralgien, Schwerhörigkeit, Konzentrationsstörungen, psychosomatische Kopfschmerzen, Nasennebenhöhlenentzündungen, Neuralgien im Nackenbereich
Besonderheit:	Verbindung zum Blasen- und Gallenblasenmeridian
Technik:	Kneifen, 20 Sekunden

30. Punkt

Name:	Tor des Ohres
Meridian:	Drei-Erwärmer-Meridian (3E 21)
Lage:	bei geöffnetem Mund, am äußeren Rand in der Vertiefung vor der Wurzel der Ohrmuschel
Indikationen:	geistige Erschöpfung, Konzentrationsmangel, Arthritis des Kiefergelenkes, Muskeltics des Gesichts, Migräne, Ohrensausen, Wetterfühligkeit, Gedankenträgheit

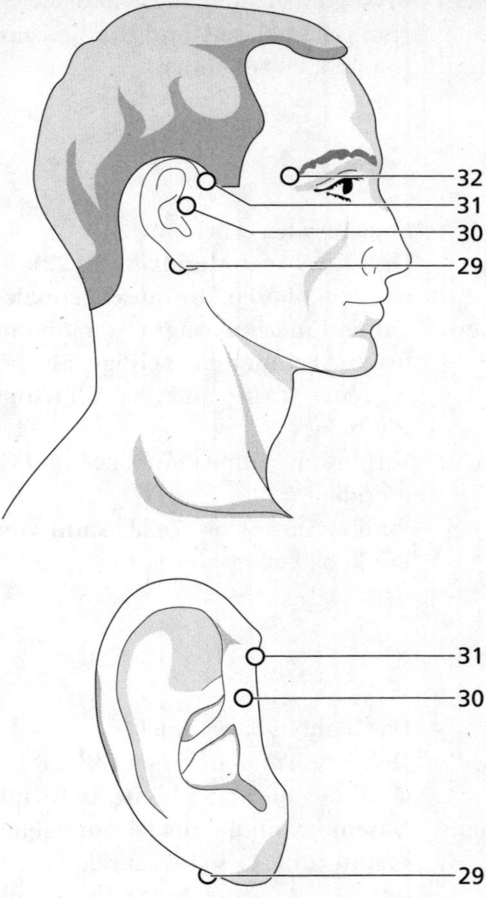

Akupressurpunkte am Ohr (Drei-Erwärmer-Meridian)

Besonderheit:	wirkt gut bei allen Migräneformen, Verbindung zum Gallenblasen- und Dünndarmmeridian
Technik:	Kneifen, 20 Sekunden

31. Punkt

Name:	Speicher der Harmonie
Meridian:	Drei-Erwärmer-Meridian (3E 22)
Lage:	vor dem oberen Ohrmuschelansatz
Indikationen:	Zahnschmerzen, Ängste, Verstimmungen, Ohnmacht, Schnupfen, geistige Erschöpfung, Müdigkeit, Stirn- und Schläfenkopfschmerzen, Phobien
Besonderheit:	Verbindung zum Dünndarm- und Gallenblasenmeridian
Technik:	Punktieren, 5- bis 7mal; kann zusammen mit Punkt 32 bewegt werden

32. Punkt

Name:	Das Bambus-Saitenspiel
Meridian:	Drei-Erwärmer-Meridian (3E 23)
Lage:	am Ende der Augenbraue, in Richtung Ohr
Indikationen:	Nasennebenhöhlenentzündungen, Gehirnerschütterung, Gesichtsneuralgien, Augenentzündungen, Augenerkrankung (Glaukom), Kopfschmerzen aller Art, Haarausfall, Schnupfen
Besonderheit:	Verbindung zum Dünndarm- und Gallenblasenmeridian
Technik:	Kneten, 30 Sekunden; kann zusammen mit dem 31. Punkt bewegt werden

33. Punkt

Name:	Äußerstes Yang
Meridian:	Dickdarmmeridian (Di 1)
Lage:	neben dem inneren Nagelbettwinkel des Zeigefingers
Indikationen:	Augenerkrankungen, Mundschleimhautentzündung (Stomatitis), Kopfschmerzen, Stauungen des kleinen Kreislaufs, Schulterschmerzen, jede Form von Atemstörung, vorbeugend Blinddarmentzündung, Unterbauchschmerzen, Fieber, Verstopfung, Übelkeit, Brechreiz, stinkender Stuhl, Mattigkeit, Zahnschmerzen, Akne, Kopfschmerzen
Besonderheit:	steht in Verbindung mit dem 19. Punkt, der auf dem Lungenmeridian liegt(Lu 11)
Technik:	leicht punktieren und massieren, bis zu 30 Sekunden

34. Punkt

Name:	Talbegegnung
Meridian:	Dickdarmmeridian (Di 4)
Lage:	am Handrücken zwischen dem ersten und zweiten Mittelhandknochen; legt man Daumen und Zeigefinger zusammen, liegt der Punkt auf der höchsten Stelle des Muskelwulstes
Indikationen:	Periodisches Fieber, Schlaflosigkeit, Unruhe, Heiserkeit, große Schwäche, Pre-Leukämie, unregelmäßige Atmung, Heuschnupfen, Durchfall, Verstopfung, Ekzeme, Bindehautentzündung, trockene Schleimhäute im Hals-, Nasen-,

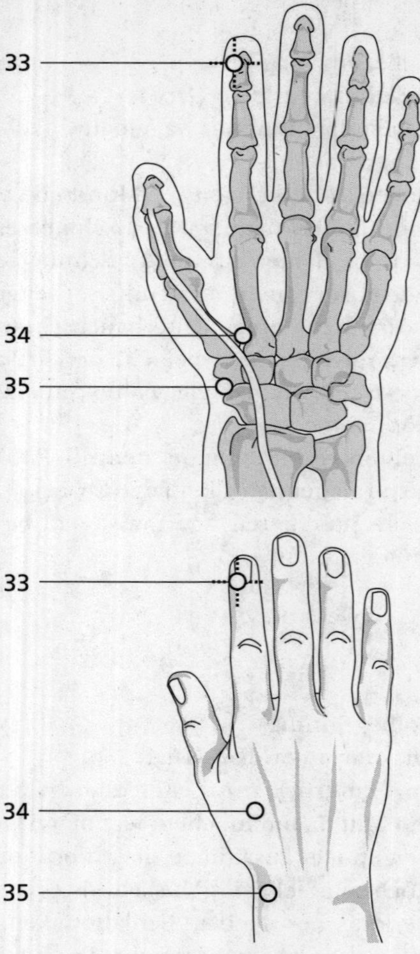

Akupressurpunkte am Handrücken (Dickdarmmeridian)

	Ohrenbereich, Hautausschlag, Akne, Vaginalausfluß, Kopfschmerzen, Nervosität, Lähmung des Gesichtsnerves, Lymphdrüsenschwellung, Augendruckkrankheit (Glaukom), große Schwäche, geschwollene, schmerzhafte Kehle, Allergien
Besonderheit:	*Quellpunkt*, der mit dem Schleusenpunkt des Lungenmeridians in Verbindung steht. Bei schwacher Energie im Lungenmeridian beide Punkte behandeln: – Punkt 24 – Quellpunkt des Dickdarmmeridians – Punkt 21 – Schleusenpunkt des Lungenmeridians *Superpunkt*
Technik:	Kneifen, 5- bis 10mal oder 30 Sekunden kneten

35. Punkt

Name:	Yang-Bach
Meridian:	Dickdarmmeridian (Di 5)
Lage:	liegt in der »Tabatière« – die kleine Mulde, die sich bei überstreckter Hand auf dem Handrücken bildet
Indikationen:	Zahnschmerzen, Handgelenksschmerzen, Windkrankheiten, Durchblutungsstörungen, Atemstörungen, Herzklopfen, Lähmungen in den Armen
Technik:	besonders vorsichtig kneifen, 4- bis 8mal

36. Punkt

Name:	Seitlicher Durchgang
Meridian:	Dickdarmmeridian (Di 6)
Lage:	bei Ineinanderkreuzen der Daumen zeigt der Mittelfinger genau auf den Punkt
Indikationen:	Schlaflosigkeit, Augenbrennen, Ohrensausen, Ohrenschmerzen, kalte Arme und Hände, Blähungen, Nervosität, krankhafte Hautveränderungen in Form von Flecken oder Knötchen, Wechsel von Verstopfung und Durchfall
Besonderheit:	*Schleusenpunkt,* der in Verbindung zum Quellpunkt des Lungenmeridians steht. Bei schwacher Energie im Dickdarmmeridian beide Punkte behandeln: – Punkt 36 – Schleusenpunkt des Dickdarmmeridians – Punkt 20 – Quellpunkt des Lungenmeridians
Technik:	Kneifen, 5- bis 10mal

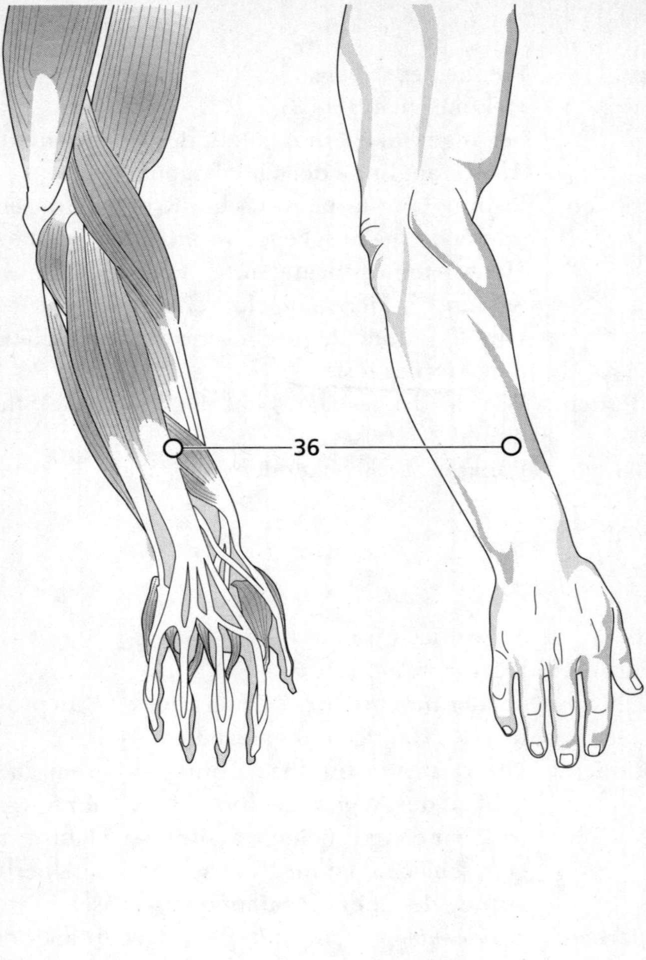

Akupressurpunkt 36 (Dickdarmmeridian)

37. Punkt

Name:	Freude des Lebens
Meridian:	Herzmeridian (He 3)
Lage:	bei angewinkeltem Arm auf der Innenseite des Armes, am Ende der Ellenbogenfalte
Indikationen:	Prüfungsangst, neurotische Krisen, Antriebsschwäche, Mattigkeit, Bronchitis, Phobien, Herzrhythmusstörungen, Schreckhaftigkeit, Schwindel, Herzmangeldurchblutung, periodische Trunksucht, psychosomatische Beschwerden, Herpes zoster
Besonderheit:	Wie der Name sagt, hebt der Punkt die Stimmung!
Technik:	Punktieren, 30 Sekunden

38. Punkt

Name:	Straße nach Innen
Meridian:	Herzmeridian (He 5)
Lage:	auf der Innenseite des Unterarmes, 1 Cun proximal der Handgelenksquerfalte
Indikationen:	Phobien (Ängste), Erschöpfung, Überempfindlichkeit der Augen, nervöses Herz, Lähmungen von Armen und Beinen, Schwindel, Hautrötungen, schlechte Laune, Kopfschmerzen, Überbelastung der Sehnen, Stimmungswechsel
Besonderheit:	*Schleusenpunkt*, der mit dem Quellpunkt des Dünndarmmeridians in Verbindung steht. Bei schwacher Energie im Herzmeridian beide Punkte behandeln:

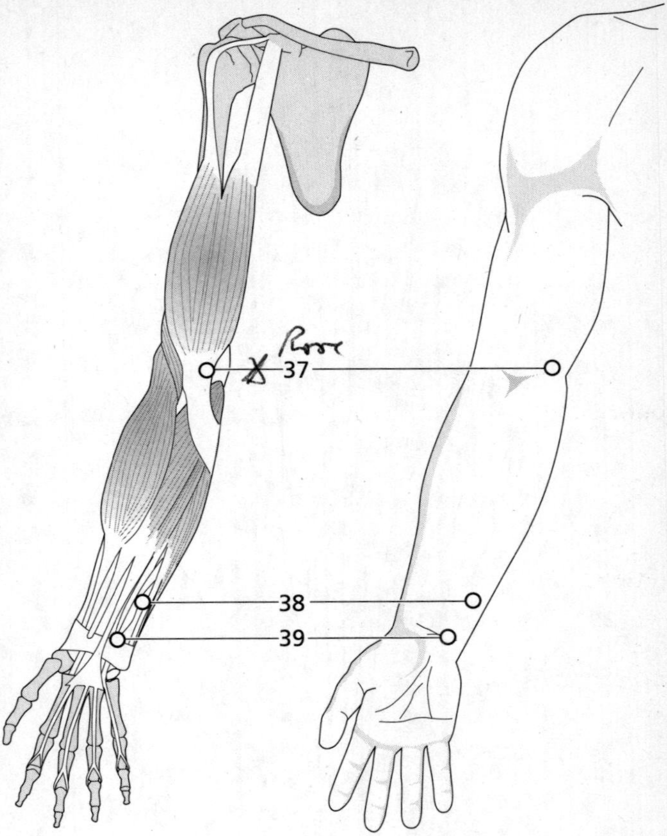

Akupressurpunkte an der Innenseite des Unterarmes (Herzmeridian)

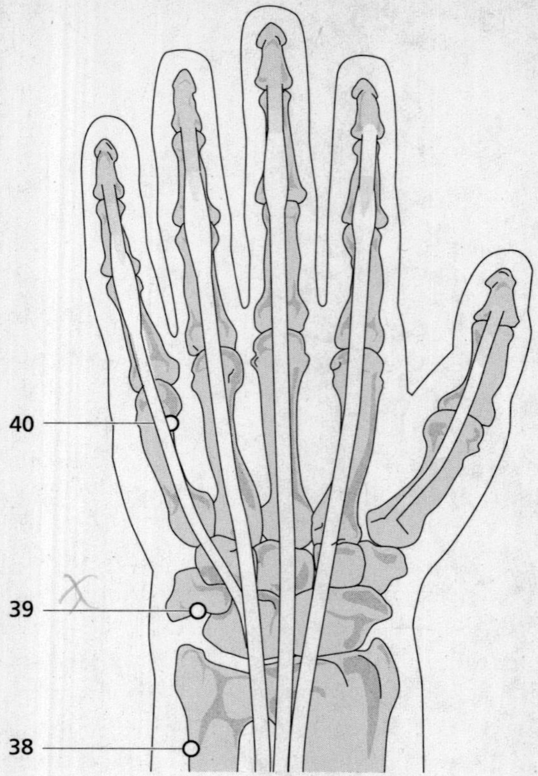

Akupressurpunkte an der Innenhand (Herzmeridian)

- Punkt 38 – Schleusenpunkt des Herzmeridians
- Punkt 45 – Quellpunkt des Dünndarmmeridians

Technik: Greifen, bis zu 30 Sekunden

39. Punkt

Name: Göttliches Tor
Meridian: Herzmeridian (He 7)
Lage: auf der Innenseite der Handgelenksquerfalte, auf der gedachten Linie zwischen Ringfinger und kleinem Finger
Indikationen: Nervosität, Neurosen, Hypersensibilität, Durchfall, schmerzhafte Blähungen, mangelnde Schilddrüsenfunktion, schlechte Laune, zu hoher und zu niedriger Blutdruck, Durchblutungsstörungen der Hände, Schlaflosigkeit
Besonderheit: *Quellpunkt*, der mit dem Schleusenpunkt des Dünndarmmeridians in Verbindung steht. Bei schwacher Energie im Dünndarmmeridian beide Punkte behandeln:

- Punkt 39 – Quellpunkt des Herzmeridians
- Punkt 47 – Schleusenpunkt des Dünndarmmeridians

Technik: Vereinigen, 5- bis 15mal

40. Punkt

Name:	Kleiner Hof
Meridian:	Herzmeridian (He 8)
Lage:	zwischen dem 4. und 5. Mittelhandknochen, auf der Querlinie der Innenhand, macht man eine Faust, trifft die Spitze des kleinen Fingers auf den Punkt.
Indikationen:	Melancholie, Verstimmungen, Halsentzündungen, Unruhe, Angst, Windeinwirkungen, Atemstörung, nächtliches Aufschrecken der Kinder, Herzneurose
Technik:	Punktieren, 10- bis 20mal

41. Punkt

Name:	Geringer Angriffspunkt
Meridian:	Herzmeridian (He 9)
Lage:	auf der Innenseite des kleinen Finger, am inneren Nagelbettwinkel
Indikationen:	Schwarzwerden vor den Augen, Ohnmacht, grippale Infekte, Halsschmerzen, Schmerzen im Oberbauch, Lähmungen im Unterarm, kein Appetit, Gefühle wie in den Wechseljahren, Bläschen an den Innenseiten der Hände und Füße, Erschöpfung nach zuwenig Schlaf
Besonderheit:	Verbindung zum Dünndarmmeridian (Punkt 42); dieser Punkt hat einen kräftigenden Einfluß auf den Herzmeridian.
Technik:	Schieben, 30 Sekunden

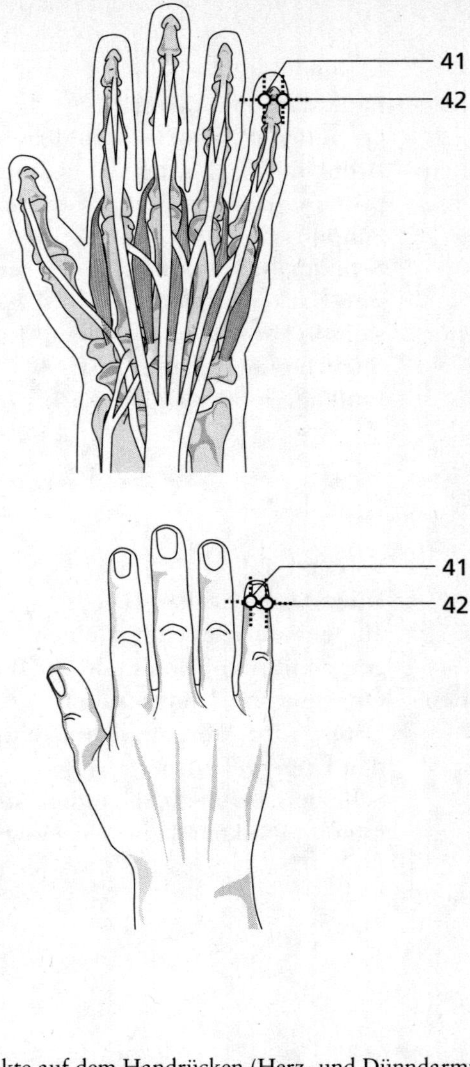

Akupressurpunkte auf dem Handrücken (Herz- und Dünndarmmeridian)

42. Punkt

Name:	Kleiner Teich
Meridian:	Dünndarmmeridian (Dü 1)
Lage:	am äußeren Nagelbett des kleinen Fingers
Indikationen:	Bronchitis, Bindehautentzündung, Windpocken, Herzrasen, Kopfschmerzen, Halsentzündungen, Herzbeschwerden, mangelnde Schilddrüsenfunktion, Beschwerden im Hals und Nackenbereich
Besonderheit:	steht in Verbindung mit dem 41. Punkt, der auf dem Herzmeridian liegt (He 9)
Technik:	Punktieren oder kneifen, 5- bis 7mal

43. Punkt

Name:	Vorderes Tal
Meridian:	Dünndarmmeridian (Dü 2)
Lage:	an der Außenseite des kleinen Fingers, am Fingergrundgelenk, am Ende der Beugefalte
Indikationen:	Ohrensausen, unspezifische Entzündungen, grippale Infekte, Kurzsichtigkeit, Schmerzen in den Fingergelenken
Technik:	Schieben, bis zu 30 Sekunden; kann zusammen mit den Punkten 41 bis 45 bewegt werden

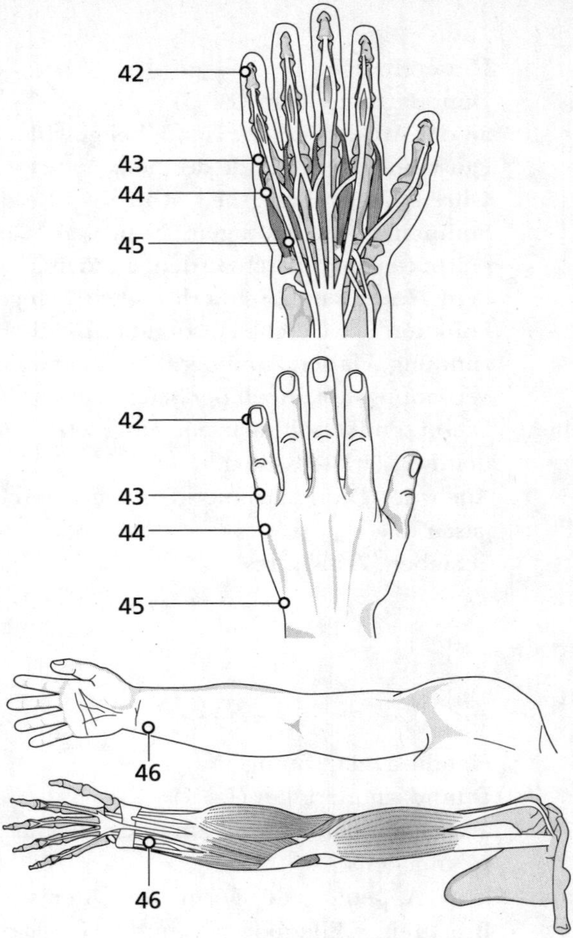

Akupressurpunkte an der Außenseite der Hand und des Unterarms (Dünndarmmeridian)

44. Punkt

Name: Hinterer Bach
Meridian: Dünndarmmeridian (Dü 3)
Lage: an der Außenseite der Hand, bei geschlossener Faust am äußeren Ende der Beugefalte
Indikationen: Ohrensausen, Erregtheit, Unruhe, Reizblase, Stimmungsschwankungen, Neurosen, Gehirnerschütterung, Beschwerden an den Halswirbeln, Hexenschuß, Schwerhörigkeit, mangelnde Funktion der Geschlechtsorgane, Hirnhautentzündung, Halsentzündung, Blasenentzündung, Verdauungsstörungen der Säuglinge
Besonderheit: Dieser Punkt soll **sparsam** eingesetzt werden, denn er stärkt das Yang.
Auch der Dünndarmmeridian wird durch ihn gestärkt.
Technik: Schieben, 7- bis 15mal

45. Punkt

Name: Handwurzel-Öffnung
Meridian: Dünndarmmeridian (Dü 4)
Lage: an der Handaußenseite, am Ende des Handwurzelknochens
Indikationen: kein Appetit, jede Form von Atemstörung, Brechreiz, Ellenbogen- und Handgelenksschmerzen, Tränenfluß, Bindehautentzündung, attackenweise auftretende Schmerzanfälle
Besonderheit: *Quellpunkt*, der mit dem Schleusenpunkt des Herzmeridians in Verbindung steht. Bei schwa-

	cher Energie im Herzmeridian beide Punkte behandeln: – Punkt 45 – Quellpunkt des Dünndarmmeridians – Punkt 38 – Schleusenpunkt des Herzmeridians
Technik:	Schieben, 7- bis 15mal; bei gleichzeitiger Behandlung der Punkte 41 bis 45 bewegen bis zu 3 Minuten

46. Punkt

Name:	Alterspflege
Meridian:	Dünndarmmeridian (Dü 6)
Lage:	an der Außenseite des Armes, 2 Cun oberhalb der Handgelenksquerfalte
Indikationen:	Empfindlichkeit der Augen und Ohren (auch altersbedingt), Bauchschmerzen, die in Rücken und Lenden ausstrahlen, Handgelenksschmerzen
Besonderheit:	stärkt das Yang
Technik:	Kneifen, bis zu 30 Sekunden

47. Punkt

Name: Aufrechter Stützpfahl
Meridian Dünndarmmeridian (Dü 7)
Lage: 7,5 Cun von der Handgelenksquerfalte entfernt, auf der Armaußenseite
Indikationen: Bauchschmerzen, Druckschmerz auf dem Magen, bei Abfall der vitalen Lebensenergie Qi, Kurzsichtigkeit, Durchfall, Erschöpfungszustände, häufige Blasenentleerung, Schmerzen oder Beschwerden in den Schultern und Armen
Besonderheit: *Schleusenpunkt*, der in Verbindung zum Quellpunkt des Herzmeridians steht. Bei schwacher Energie im Dünndarmmeridian beide Punkte behandeln:

- Punkt 47 – Schleusenpunkt des Dünndarmmeridians
- Punkt 39 – Quellpunkt des Herzmeridians

Technik: Kneten, 30 Sekunden

48. Punkt

Name: Kleines Meer
Meridian: Dünndarmmeridian (Dü 8)
Lage: auf dem Ellenbogenknochen in Richtung Rumpf (proximal)
Indikationen: Durchfall, Halsentzündung, Schmerzen im Arm, Blähbauch, Hörschwäche, nervöses Herz, Magengeschwür, Gelenkkopfentzündung, Darmentzündung, verminderte Harnausscheidung
Besonderheit: beruhigt den Dünndarmmeridian
Technik: Kneifen, 30 Sekunden

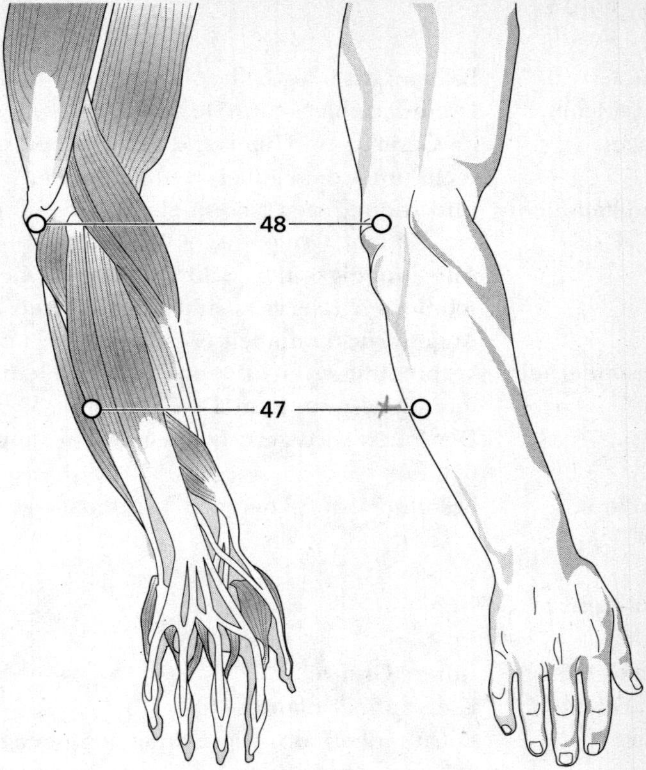

Akupressurpunkte an der Außenseite des Unterarms (Dünndarmmeridian)

49. Punkt

Name: Backenknochen-Grube

Meridian: Dünndarmmeridian (Dü 18)

Lage: im Gesicht, am Unterrand des Jochbeins, senkrecht unter dem äußeren Augenwinkel

Indikationen: Entzündung der Nasennebenhöhlen, Ekzeme im Gesicht, Augentic, Oberkieferschmerzen, Augenmüdigkeit, Schmerzzone, Gesichtsschmerzen (Nervenschmerzen), Ohrensausen, Augendruckkrankheit (Glaukom)

Besonderheit: Verbindung zum Blasen- und Gallenblasenmeridian sowie zum Drei-Erwärmer-Meridian. Der Punkt wird gern bei Legasthenie angewendet

Technik: besonders sanft kneten, 5- bis 10mal

50. Punkt

Name: Innere Grenze

Meridian: Kreislaufmeridian (Ks 6)

Lage: 2 Cun oberhalb der Handgelenksbeugefalte, zwischen den Sehnen auf der Innenseite des Unterarms

Indikationen: Vergeßlichkeit, Schlaflosigkeit, Schwäche, nächtliches Erschrecken der Kinder, Krämpfe in Armen und Beinen, Bronchitis, Schwindel, Übelkeit, Augenschwäche, Hautjucken, niedriger Blutdruck, Lenden- und Leistenschmerzen, Durchfall, Lymphdrüsenschwellung, Psychosen, Blasenschwäche, Ausbleiben der Regel, Frigidität, geschwächte Bauchspeicheldrüse, Blasen-

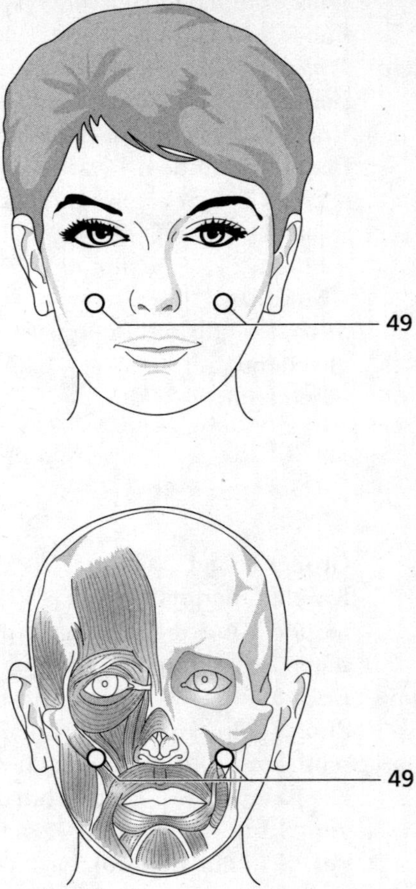

Akupressurpunkt 49 (Dünndarmmeridian)

	schwäche, möglicherweise wirksam bei Borderline-Syndrom
Besonderheit:	*Schleusenpunkt,* der in Verbindung zum Quellpunkt des Drei-Erwärmer-Meridians steht. Bei Energieschwäche im Kreislaufmeridian beide Punkte behandeln: – Punkt 50 – Schleusenpunkt des Kreislaufmeridians – Punkt 25 – Quellpunkt des Drei-Erwärmer-Meridians *Superpunkt* für die Energieverteilung, wirkt ausgleichend!
Technik:	Vereinigen, 30 Sekunden

51. Punkt

Name:	Großer Hügel
Meridian:	Kreislaufmeridian (Ks 7)
Lage:	in der Mitte der Handgelenksbeugefalte, zwischen den Sehnen
Indikationen:	Erschöpfung, Schlaflosigkeit, Bindehautentzündung, Alpträume, Furunkel, Handgelenksschmerzen, Schwellungen unter den Achseln, Kopfschmerzen, Bluthochdruck, Hitzewallungen, Schnupfen, seltene Regelblutung, Störung der Schilddrüsenfunktion, übersteigerter Sexualtrieb, schwankende Stimmung, Sehnenscheidenentzündung
Besonderheit:	*Quellpunkt,* der zum Schleusenpunkt des Drei-Erwärmer-Meridians in Verbindung steht. Bei schwacher Energie im Drei-Erwärmer-Meridian beide Punkte behandeln:

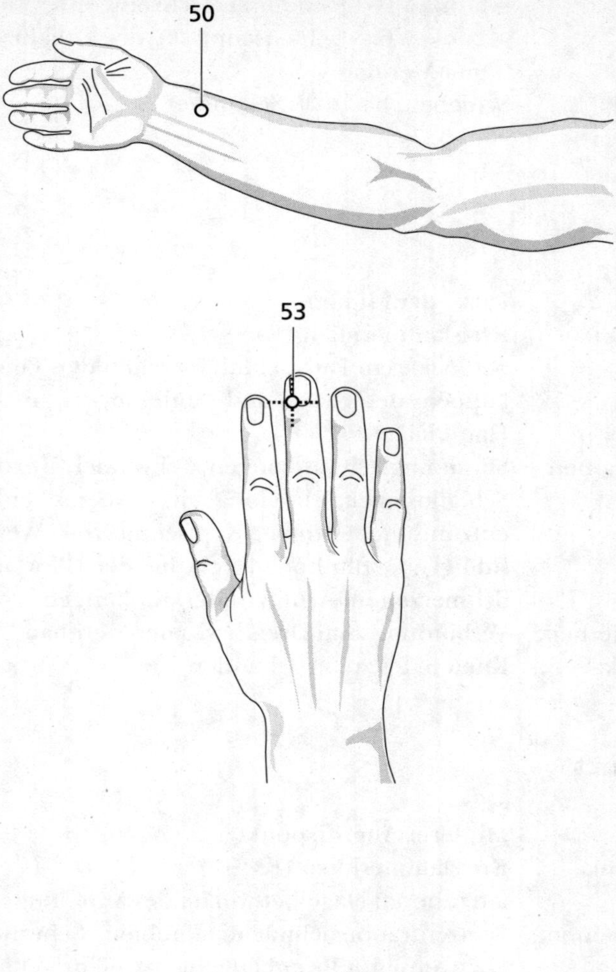

Akupressurpunkte der Hand und des Unterarms (Kreislaufmeridian)

- Punkt 51 – Quellpunkt des Kreislaufmeridians
- Punkt 26 – Schleusenpunkt des Drei-Erwärmer-Meridians

Technik: Schieben, bis zu 30 Sekunden

52. Punkt

Name: Palast der Mühen
Meridian: Kreislaufmeridian (Ks 8)
Lage: bei lockerem Faustschluß zwischen den Fingerkuppen des Ring- und Mittelfingers, in der Handfläche
Indikationen: Stimmungsschwankungen, Schwindel, Unruhe, Schlaflosigkeit, Ruhelosigkeit, Sehnenscheidenentzündung, Asthma, Kopfschmerzen, Wetterfühligkeit, Bluthochdruck in der Pfortader, Schmerzen im Arm, Winderkrankungen
Besonderheit: Verbindung zum Drei-Erwärmer-Meridian
Technik: Kneten, bis zu 30 Sekunden

53. Punkt

Name: Mittlerer Angriffspunkt
Meridian: Kreislaufmeridian (Ks 9)
Lage: am inneren Nagelbettwinkel des Mittelfingers
Indikationen: Konzentrationsschwäche, Phobien, Schwindel, Hautrötung, Ohrenklingeln, zu niedriger und zu hoher Blutdruck, Taubheitsgefühl im Arm, fehlende Schweißabsonderung, Kopfschmerzen, Impotenz

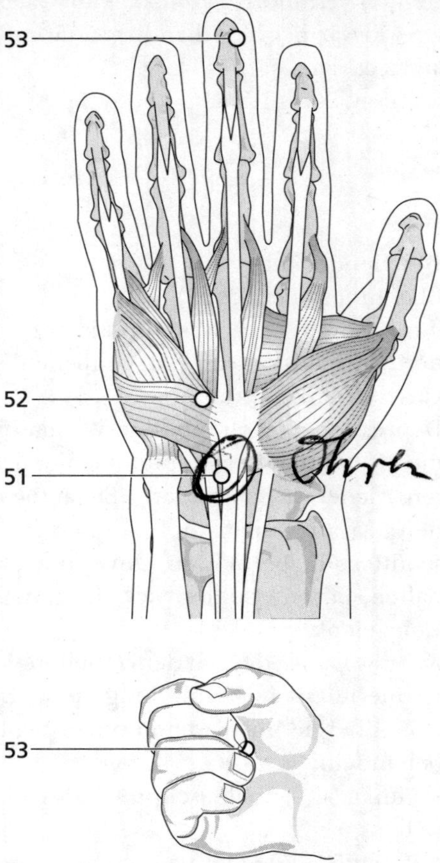

Akupressurpunkte der Handinnenfläche (Kreislaufmeridian)

Besonderheit: steht in Verbindung zum 22. Punkt, der auf dem Drei-Erwärmer-Meridian liegt; stärkt den Kreislaufmeridian

Technik: Kneifen, 5- bis 10mal

54. Punkt

Name: Weichendes Yang

Meridian: Blasenmeridian (Bl 58)

Lage: direkt unter dem Wadenmuskel, 1,5 Cun von der Mitte ausgehend, am seitlichen Rand der Unterschenkelsehne

Indikationen: Depressionen, krampfartige Wadenschmerzen, die plötzlich auftreten und nach einigen Minuten wieder verschwinden, ›Schaufensterkrankheit‹, Kreuzschmerzen, Hexenschuß, Gehirnerschütterung, Bettnässen, Unvermögen, Harn zu halten, erhöhter Blutdruck, Erkrankungen im Kniegelenk

Besonderheit: *Schleusenpunkt*, der mit dem Quellpunkt des Nierenmeridians in Verbindung steht. Bei schwacher Energie im Blasenmeridian beide Punkte behandeln:

- Punkt 54 – Schleusenpunkt des Blasenmeridians
- Punkt 59 – Quellpunkt des Nierenmeridians

In den Klassikern der Akupunktur wird dieser Punkt als sehr wirkungsvoll und wichtig beschrieben.

Technik: Drücken, 20 bis 30 Sekunden

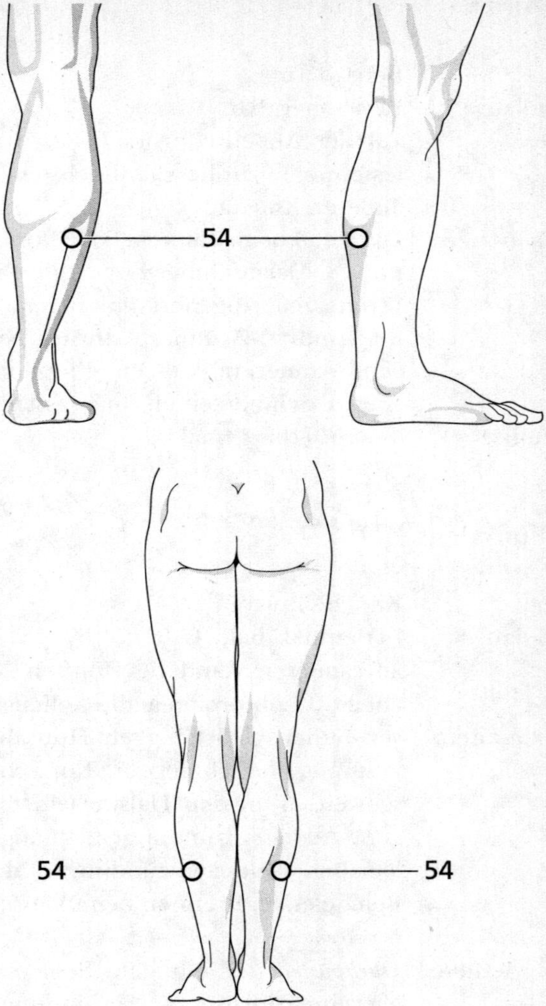

Akupressurpunkte der Wade (Blasenmeridian)

55. Punkt

Name: Berg in Tibet

Meridian: Blasenmeridian (Bl 60)

Lage: auf der Außenseite des Fußes, vor der Achillessehne in Höhe des höchsten Punktes des äußeren Knöchels

Indikationen: Durchfall beim Zahnen, Schlaflosigkeit, Magen- und Darmschmerzen, psychosomatische Schmerzen, Augenerkrankungen, Migräne, Hypochondrie, Asthma, Arthritis, Nierenschmerzen, Winderkrankungen, Empfindlichkeit der Augen, Schmerzen im Anfangsstadium

Technik: Teilen, 7- bis 14mal

56. Punkt

Name: Knochenhügel

Meridian: Blasenmeridian (Bl 64)

Lage: am äußeren Rand des fünften Mittelfußknochens, 3 Cun proximal des Zehengrundgelenks

Indikationen: verminderte Hörfähigkeit, Hüftschwäche, Beinkrämpfe, Fußschmerzen, Kopfschmerzen, Beschwerden an den Halswirbeln, Potenzstörungen, Augenentzündungen, häufige Blasenentleerung, Gelenkentzündungen der Fuß- und Beingelenke, Brennen beim Wasserlassen, Herpes zoster

Besonderheit: *Quellpunkt*, der mit dem Schleusenpunkt des Nierenmeridians in Verbindung steht. Bei schwacher Energie im Nierenmeridian beide Punkte behandeln:

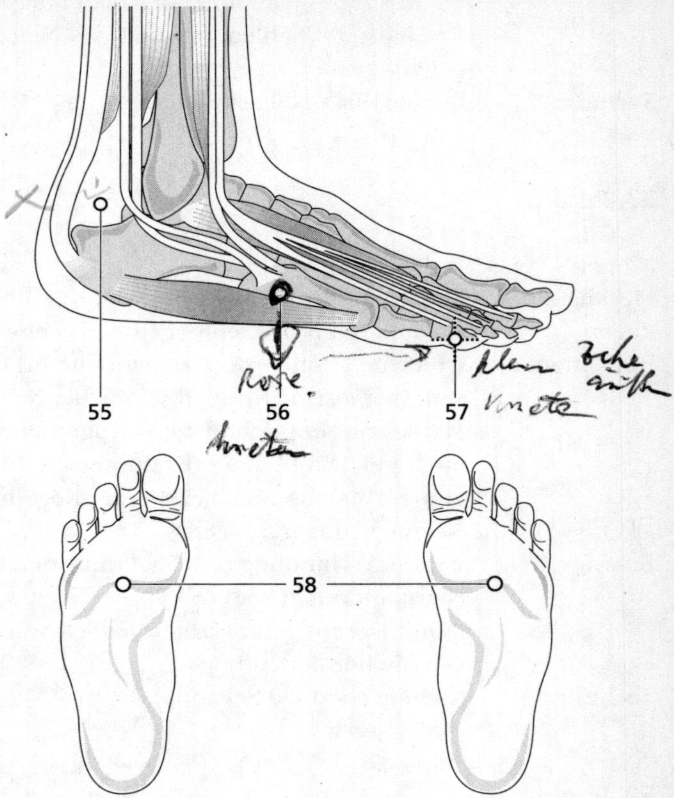

Akupressurpunkte am Fuß (Blasen- und Nierenmeridian)

	– Punkt 56 – Quellpunkt des Blasenmeridians – Punkt 60 – Schleusenpunkt des Nierenmeridians
Technik:	Kneten, bis zu 30 Sekunden

57. Punkt

Name:	Ziel des Yin
Meridian:	Blasenmeridian (Bl 67)
Lage:	am äußeren Nagelbett der fünften Zehe
Indikationen:	schlechte Laune, psychosomatische Erkrankungen, Nervosität, Kreislaufschwäche, Schwindel, Mattigkeit, Kopfschmerzen, Augenschmerzen, niedriger Blutdruck, Kraftlosigkeit, Verstimmung, Blasenschwäche, wenig Regelblutung, Neigung zum grauen Star
Besonderheit:	steht in Verbindung zum 58. Punkt, der auf dem Nierenmeridian liegt (Ni 1) Punkt ist sehr schmerzhaft, jedoch von starker psychischer Bedeutung
Technik:	Kneten, bis zu 30 Sekunden

58. Punkt

Name:	Sprudelnde Quelle
Meridian:	Nierenmeridian (Ni 1)
Lage:	auf der Fußsohle zwischen dem großen und kleinen Zehenballen
Indikationen:	Ohnmacht, Ängstlichkeit, Halsentzündungen, Fußkrämpfe, Kopfschmerzen (Scheitel), schlechte Laune, Durchblutungsstörung der

	Beine, Krämpfe im Fuß, Atemstörungen, Hitzewallung, Bluthochdruck, Wechseljahre der Frau, Bronchitis, Ohnmacht, Erschöpfung durch Schlafentzug, periodische Trunksucht
Besonderheit:	steht in Verbindung zum 57. Punkt, der auf dem Blasenmeridian liegt(Bl 67) Dieser Punkt hat eine starke psychische Bedeutung
Technik:	Teilen, 30 Sekunden oder auch täglich weich massieren

59. Punkt

Name:	Großer Bach
Meridian:	Nierenmeridian (Ni 3)
Lage:	auf der Innenseite des Fußes, zwischen der Achillessehne und dem Knöchel
Indikationen:	Asthma, Krämpfe, Halsentzündung, Erschöpfung, Epilepsie, Schweißfüße, Beinschwäche, Ausbleiben der Regel, Vaginalausfluß, psychische Labilität, Kopfdruck, Samenausfluß ohne geschlechtliche Erregung, Schüttelkrämpfe
Besonderheit:	*Quellpunkt*, der mit dem Schleusenpunkt des Blasenmeridians verbunden ist. Bei schwacher Energie im Blasenmeridian beide Punkte behandeln: – Punkt 59 – Quellpunkt des Nierenmeridians – Punkt 54 – Schleusenpunkt des Blasenmeridians Bei Nervenerkrankungen gut wirksam.
Technik:	Greifen, 5- bis 15mal

60. Punkt

Name: Großer Wasserbecher
Meridian: Nierenmeridian (Ni 4)
Lage: auf der Fußinnenseite zwischen Achillessehne und Knöchel
Indikationen: Bettnässen, asthmatische Erscheinungen, Druckgefühle in der Brust, Nervenschwäche, Bewegungsstörungen, Mattigkeit, Beinschwäche, Ohrensausen, Schwindel, Schwerhörigkeit, Lendenschmerzen, Keuchhusten, Nervenschwäche, Halsentzündungen, Herzangst, Rheumaschmerzen, Schmerzen am Sprungbein, Hautödem
Besonderheit: *Schleusenpunkt,* der mit dem Quellpunkt des Blasenmeridians in Verbindung steht. Bei schwacher Energie im Nierenmeridian beide Punkte behandeln:
- Punkt 60 – Schleusenpunkt des Nierenmeridians
- Punkt 56 – Quellpunkt des Blasenmeridians

Er ist bei Nervenerkrankungen gut wirksam.
Technik: Teilen, 5- bis 15mal

61. Punkt

Name: Leuchtendes Meer
Meridian: Nierenmeridian (Ni 6)
Lage: auf der Fußinnenseite, 1 Cun unter dem höchsten Punkt des Knöchels
Indikationen: neurotische Angstzustände, Schreckhaftigkeit, Kraftlosigkeit, Epilepsie, Hexenschuß, Lähmun-

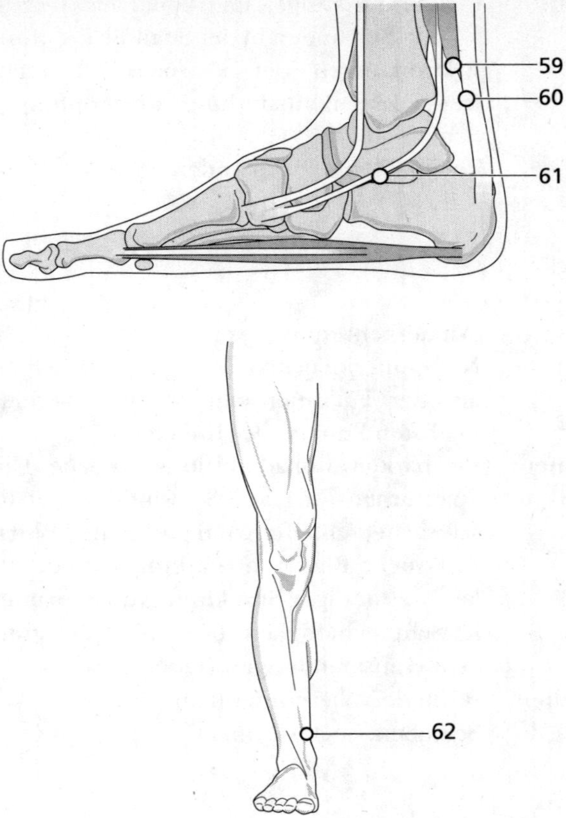

Akupressurpunkte am Fuß (Nierenmeridian)

	gen, Erkrankungen im Genitalbereich, Schlaflosigkeit, Störungen in der Schilddrüsenfunktion, Erkrankungen der Prostata, Mandelentzündung, Blasenentzündung, Erschöpfung durch Schlafmangel
Technik:	Teilen, 20 bis 30 Sekunden

62. Punkt

Name:	Wiederkehrender Strom
Meridian:	Nierenmeridian (Ni 7)
Lage:	auf der Fußinnenseite, 2 Cun oberhalb des höchsten Punktes des Knöchels
Indikationen:	Reizbarkeit, Konzentrationsschwäche, Unruhe, Spannung, Ängste, Schwindel, Gedächtnisschwäche, schlaffe Arme und Beine, Blutarmut, Eifersucht, Blasenentzündung, häufiges Wasserlassen, ständiger Stuhldrang, ungeformte Stühle, Schreckhaftigkeit, Bronchitis, Ohrensausen, Wasseransammlungen (Ödeme)
Besonderheit:	stärkt den Nierenmeridian
Technik:	Schieben, 10- bis 20mal

63. Punkt

Name:	Große Schale
Meridian:	Lebermeridian (Le 1)
Lage:	am inneren Nagelbettwinkel der großen Zehe
Indikationen:	Fieber, Verstopfung, Bettnässen, Erschöpfung, Prostataentzündung, Unvermögen, Harn zu halten, Gebärmutterentzündung, Ausbleiben der Monatsblutung, Entzündung an den Hoden, Blutüberfülle im Kopf, Hirnprellung
Besonderheit:	steht in Verbindung zum 72. Punkt, der auf dem Gallenblasenmeridian liegt (Gb 44)
Technik:	Kneifen, bis zu 30 Sekunden

64. Punkt

Name:	Zwischengang
Meridian:	Lebermeridian (Le 2)
Lage:	am inneren Grundgelenk des großen Zehs
Indikationen:	Neigung zu Krämpfen, getrübte geistige Präsenz, Antriebslosigkeit, Wechsel zwischen Verstopfung und Durchfall, Kopfschmerzen, Ohrensausen, Erbrechen, Schwindel, Ekzeme, Schlaflosigkeit, Augenbrennen, Augenmüdigkeit, Pubertätsmagersucht, Bindehautentzündung, Vaginalfluß, Ausbleiben der Regel, Windkrankheiten
Besonderheit:	*Superpunkt*
Technik:	Schieben, 20 bis 30 Sekunden

65. Punkt

Name:	Höchster Angriffspunkt
Meridian:	Lebermeridian (Le 3)
Lage:	am Fußrücken, zwischen dem ersten und zweiten Mittelfußknochen, 1 Cun oberhalb des Zehengrundgelenks
Indikationen:	schlechter Schlaf, Augendruck, Hautausschläge, Ohrensausen, cholerische Anfälle, Speiseröhrenkrampf, Antriebslosigkeit, Ängste, Schmerzen im Unterbauch, Augendruck, grauer Star, Ohrensausen, Verstopfung, Darmentzündung, Darmkrämpfe, Neigung zum Organvorfall, Leistenbruch, Hexenschuß, Leberfunktionsstörungen, Gelenkschmerzen, Brustdrüsenentzündung, Entzündung der Harnröhre
Besonderheit:	*Quellpunkt*, der zum Schleusenpunkt des Gallenblasenmeridians in Verbindung steht. Bei schwacher Energie im Gallenblasenmeridian beide Punkte behandeln: – Punkt 65 – Quellpunkt des Lebermeridians – Punkt 69 – Schleusenpunkt des Gallenblasenmeridians. Zuverlässig bei Krankheiten im Unterbauch und gynäkologischen Erkrankungen.
Besonderheit:	*Superpunkt*
Technik:	Teilen, bis zu 30 Sekunden

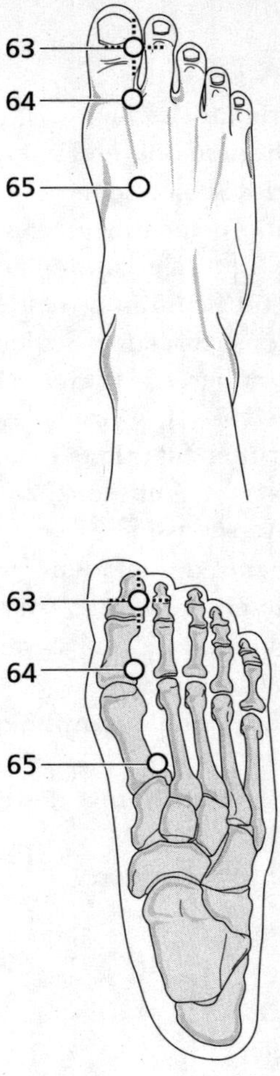

Akupressurpunkte am Fußrücken (Lebermeridian)

66. Punkt

Name:	Endrinne
Meridian:	Lebermeridian (Le 5)
Lage:	5 Cun über dem oberen Fußknöchel, auf der Innenseite des Schienbeins
Indikationen:	Menstruationsstörungen, zu starke oder zu schwache Blutungen, durch zu große Belastung entstandene Ermüdung der Arme, Beine und des Rückens, trockene Schleimhäute im Hals- und Nasenbereich, Heiserkeit, Schwindel, schlechtes Hören, Ohrensausen, Brennen der Augen, grüner Star, Leber- und Gallenschmerzen, Gelbsucht, Impotenz, zu häufiges oder zu seltenes Wasserlassen
Besonderheit:	*Schleusenpunkt,* der mit dem Quellpunkt des Gallenblasenmeridians in Verbindung steht. Bei schwacher Energie im Lebermeridian beide Punkte behandeln: – Punkt 66 – Schleusenpunkt des Lebermeridians – Punkt 70 – Quellpunkt des Gallenblasenmeridians
Technik:	Schieben, 30 Sekunden

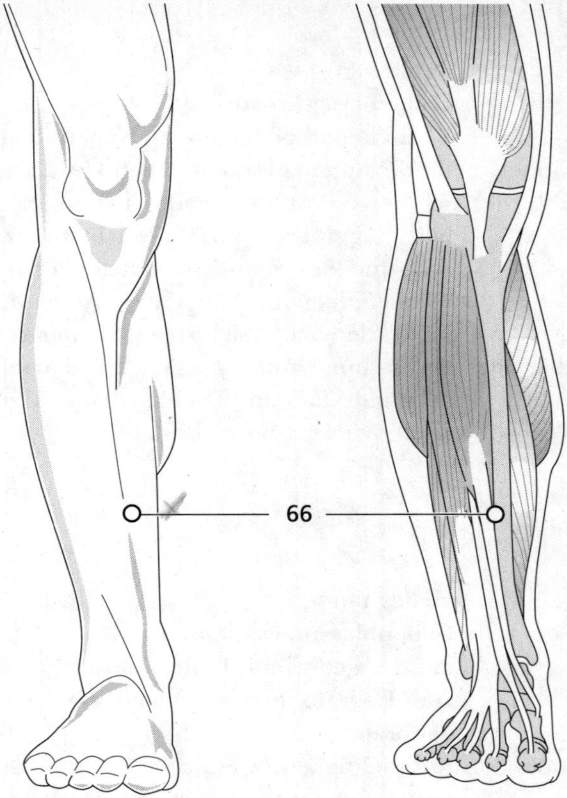

Akupressurpunkt 66 (Lebermeridian)

67. Punkt

Name:	Pupillengrube
Meridian:	Gallenblasenmeridian (Gb 1)
Lage:	1 Cun neben dem äußeren Augenwinkel
Indikationen:	Bindehautentzündung, Sehschwäche, Kopfschmerzen an Stirn und Schläfen, Nachtblindheit, grauer Star, Netzhautentzündung, Schwund des Sehnervs, Gerstenkorn, Bewußtseinstrübungen, hängende Augenlider, Beschwerden am Gesichtsnerv, Schmerzzone
Besonderheit:	Verbindung zum Magen-, Dickdarm-, Dünndarmmeridian und Drei-Erwärmer-Meridian
Technik:	Sanft drücken, bis zu 10mal

68. Punkt

Name:	Helles Yang
Meridian:	Gallenblasenmeridian (Gb 14)
Lage:	auf der gedachten Linie von der Pupillenmitte zum Haaransatz, zwei Querfinger über der Augenbraue
Indikationen:	Kurzsichtigkeit, Müdigkeit, Nasennebenhöhlenentzündungen, Sehschwäche, Muskeltics, durch Sehstörung bedingte Migräne
Besonderheit:	Verbindung zum Magen-, Dickdarm- und Dünndarmmeridian
Technik:	Kneten, bis zu 30 Sekunden

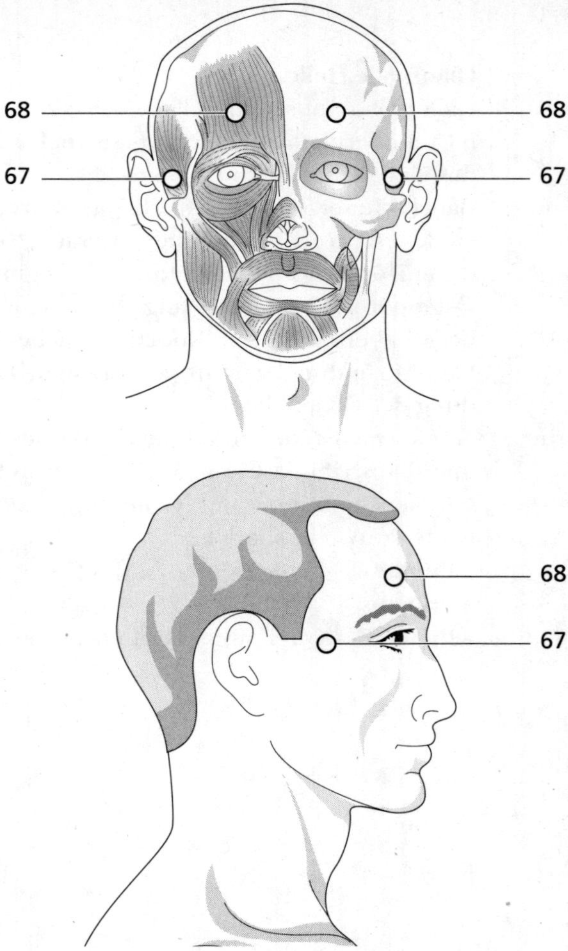

Akupressurpunkte des Gesichts (Gallenblasenmeridian)

69. Punkt

Name:	Glanzvolle Helle
Meridian:	Gallenblasenmeridian (Gb 37)
Lage:	5 Cun über dem äußeren Fußknöchel am Rand des Unterschenkelknochens
Indikationen:	Bauchschmerzen, Gallenkoliken, schreckhaft, labile Psyche, Erschöpfung, Migräne, verminderte Hörfähigkeit, Schlaflosigkeit, beginnende Osteoporose (Verminderung des Knochengewebes), Leberschmerzen, Knochenbrüche, Bindehautentzündung, Furcht vor Erröten, Entzündung der Gallenblase
Besonderheit:	*Schleusenpunkt,* der zum Quellpunkt des Lebermeridians (Punkt 65) in Verbindung steht. Bei schwacher Energie im Gallenblasenmeridian beide Punkte behandeln: – Punkt 69 – Schleusenpunkt des Gallenblasenmeridians – Punkt 65 – Quellpunkt des Lebermeridians

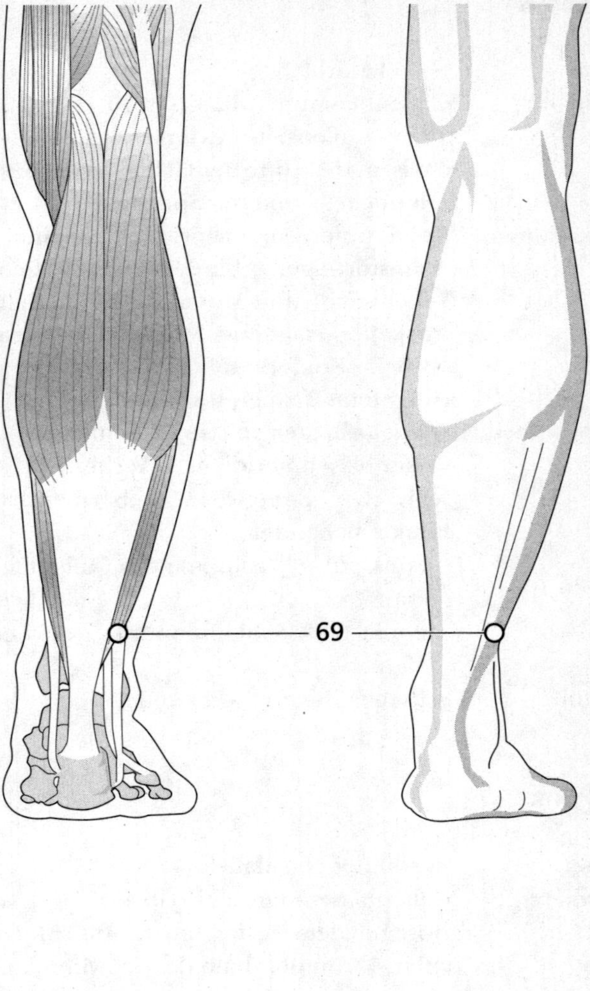

Akupressurpunkt 69 (Gallenblasenmeridian)

70. Punkt

Name: Hügel Markt

Meridian: Gallenblasenmeridian (Gb 40)

Lage: an der Außenseite des Fußes, unterhalb des Knöchels, in der Mitte der Gelenkspalte des Fußwurzelknochens und des Sprungbeins

Indikationen: Kopfschmerzen, Schwindel, leichter Schlaf, Atemstörungen, Bindegewebsschwäche, Muskelschwäche und Muskelzucken in den Beinen, trockener Hals und Mund, rotes Gesicht und Hitze im Kopf, Blutüberfülle im Brustraum, Störungen im Bewegungsablauf

Besonderheit: *Quellpunkt*, der mit dem Schleusenpunkt des Gallenblasenmeridians in Verbindung steht. Bei schwacher Energie im Lebermeridian beide Punkte behandeln:

- Punkt 70 – Quellpunkt des Gallenblasenmeridians
- Punkt 60 – Schleusenpunkt des Lebermeridians

Technik: Schieben, bis zu 30 Sekunden

71. Punkt

Name: Regelnder Nachlauf

Meridian: Gallenblasenmeridian (Gb 43)

Lage: zwischen dem vierten und fünften Mittelfußknochen, 1 Cun oberhalb der Schwimmhaut

Indikationen: Alpträume, Schreckhaftigkeit, Mattigkeit, Schwerhörigkeit, entschlußlos, zaghaft, Gehirnerschütterung, kalte Arme und Beine, Unter-

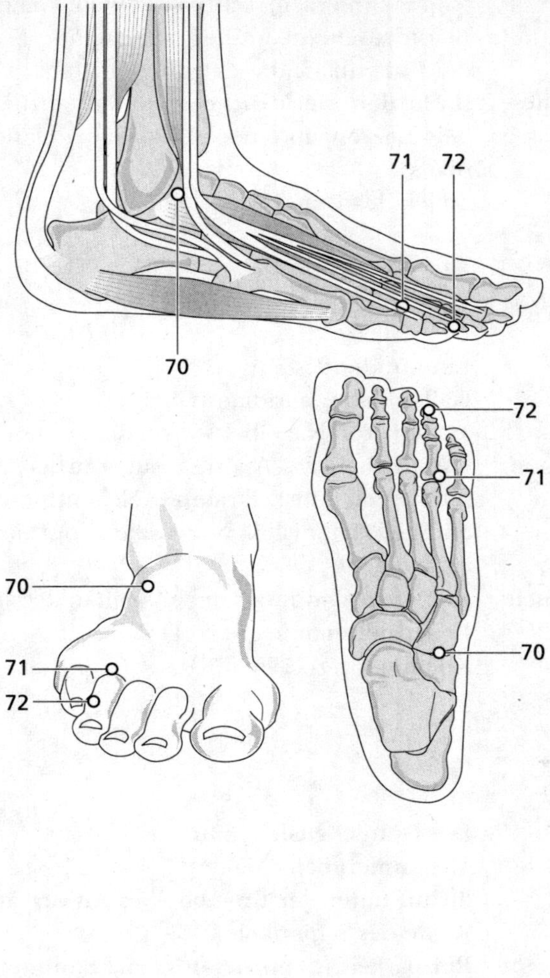

Akupressurpunkte am Fußrücken (Gallenblasenmeridian)

	bauchschmerzen, Schlaflosigkeit, Durchfall, Brustdrüsenentzündung, mangelnde Funktion der Gallenblase, beschleunigter Atem
Besonderheit:	stärkt den Meridian, demzufolge anzuwenden bei **Leere**symptomen des Gallenblasenmeridians
Technik:	Teilen, bis 15mal

72. Punkt

Name:	Einmündendes Yin
Meridian:	Gallenblasenmeridian (Gb 44)
Lage:	am äußeren Nagelbettwinkel der vierten Zehe
Indikationen:	Lampenfieber, Angst, Augendruck, Kopfschmerzen, Muskelkrämpfe, Neigung zum grauen Star, Herzdruck, Nervosität, Kopfhitze, Ohrenklingeln
Besonderheit:	steht in Verbindung zum 63. Punkt, der auf dem Lebermeridian liegt (Le 1)
Technik:	Kneifen, bis zu 10mal

73. Punkt

Name:	Der Göttliche Gleichmut
Meridian:	Magenmeridian (Ma 36)
Lage:	3 Cun unter der Kniescheibe, auf der äußeren Kante des Schienbeins
Indikationen:	Reizbarkeit, Schreckhaftigkeit, Stimmungstief, Appetitmangel aus Nervositätsgründen, Ohrensausen, Kopfschmerzen, Augenschwäche, Schlaflosigkeit, Hitzeerkrankungen, Bronchial-

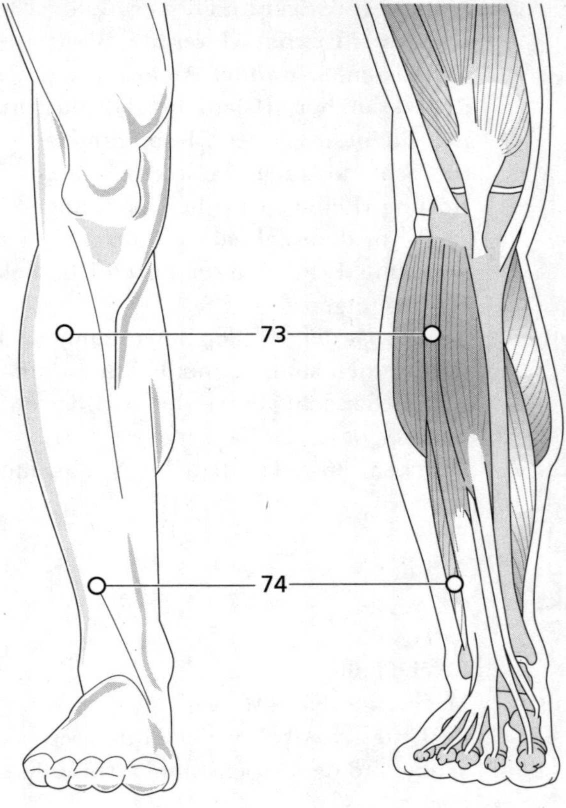

Akupressurpunkte am Schienbein (Magenmeridian)

	Asthma, niedriger und hoher Blutdruck, nervöses Herz, Magenbeschwerden, Blasenschwäche, Bettnässen, Schwindel, Atemstörungen, Augendruckkrankheit (Glaukom), Bronchitis, Asthma, Phantomschmerz, Kopfschmerzen, Migräne, Schlaflosigkeit, Impotenz, Durchblutungsstörung (Beine), Unruhe, Spannungen, Ängste (z. B. vor dem Zahnarzt), Störungen nach Hexenschuß, Ermüdbarkeit durch Überbelastung, Hautrötungen.
Besonderheit:	*Superpunkt,* der bei allen Behandlungen akupressiert werden kann; immer bei Angst und Nervosität behandeln; einer der wichtigsten Superpunkte.
Technik:	Drücken, 30 Sekunden; im Notfall mehrmals täglich

74. Punkt

Name:	Reiche Fülle
Meridian:	Magenmeridian (Ma 40)
Lage:	im Unterschenkel in der Mitte zwischen Kniegrube und dem Höchstpunkt des äußeren Knöchels
Indikationen:	Kopfschmerzen, extreme Ermüdung bis zur Lähmung der Beine, starker plötzlich auftretender Muskelschmerz an den Waden, sogenannte Schaufensterkrankheit, Lebensmittelvergiftung, Sodbrennen, Durchfall, Schilddrüsenunterfunktion, Schluckauf, Asthma, Geschwür im Unterschenkel, Schmerzen in der Ferse, Schlaflosigkeit

Besonderheit: *Schleusenpunkt,* der in Verbindung zum Quellpunkt des Milz-Pankreas-Meridians steht. Bei schwacher Energie im Magenmeridian beide Punkte behandeln:
- Punkt 74 – Schleusenpunkt des Magenmeridians
- Punkt 79 – Quellpunkt des Milz-Pankreas-Meridians

Technik: Schieben, bis zu 30 Sekunden.

75. Punkt

Name: Yang-Angriff
Meridian: Magenmeridian (Ma 42)
Lage: auf der höchsten Wölbung des Fußrückens, 5 Cun oberhalb der Grundgelenke der zweiten und dritten Zehe
Indikationen: kalte Arme und Beine, Durchfall, Abmagerung, Amöbenruhr, Schwindel, Müdigkeit, Darmverschluß, Magengeschwür, Zwölffingerdarmgeschwür, ungenügende Funktion der Bauchspeicheldrüse, wortkarg, Enzymbildung ist gestört, Wetterfühligkeit.
Besonderheit: *Quellpunkt,* der mit dem Schleusenpunkt des Milz-Pankreas-Meridians in Verbindung steht. Bei schwacher Energie im Milz-Pankreas Meridian beide Punkte behandeln:
- Punkt 75 – Quellpunkt des Magenmeridians
- Punkt 80 – Schleusenpunkt des Milz-Pankreas-Meridians

Technik: Teilen, bis zu 1 Minute

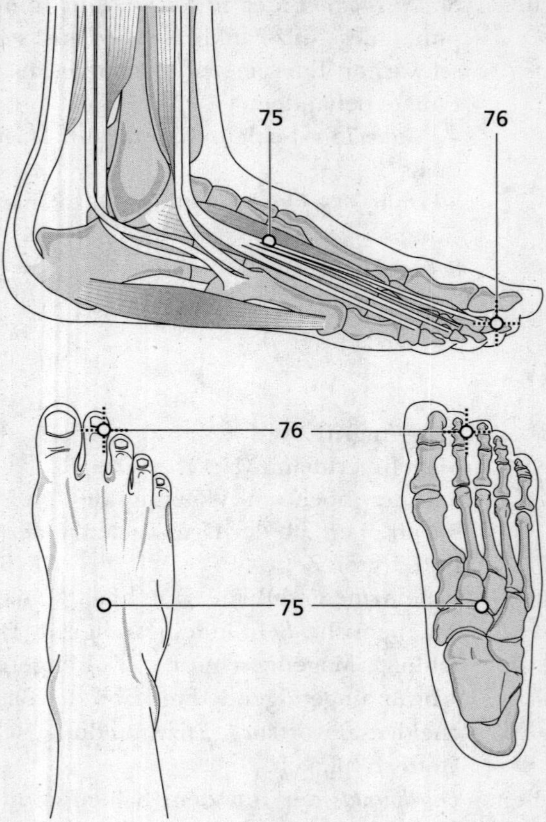

Akupressurpunkte am Fußrücken (Magenmeridian)

76. Punkt

Name:	Die Unterdrückte Freude
Meridian:	Magenmeridian (Ma 45)
Lage:	am äußeren Nagelbettwinkel der zweiten Zehe
Indikationen:	Aufstoßen, Verstopfung, Brechreiz, Hungergefühl mit Völlerei und gesteigertem Bewegungsdrang, Reizbarkeit, Furchtsamkeit, Schlaflosigkeit, Nervenschwäche, Sodbrennen, Durchblutungsstörungen der Beine, Leberfunktionsstörungen, mangelnde Funktion der Schilddrüse, Geschwür an der Dünndarmschleimhaut, Magenpförtnerkrampf (auch bei Babies), Nervenfehlfunktion
Besonderheit:	steht in Verbindung mit dem 77. Punkt, der auf dem Milz-Pankreas-Meridian liegt (MP 1); beruhigt die Energie des Magenmeridians
Technik:	Punktieren, bis zu 30 Sekunden

77. Punkt

Name:	Verborgener Glanz
Meridian:	Milz-Pankreas-Meridian (MP 1)
Lage:	am inneren Nagelbett der großen Zehe
Indikationen:	schnelle Ermüdbarkeit, Kraftlosigkeit, Unterbauchschmerzen, Ekzeme, Erschöpfung, Harnsteine, Durchfall beim Kleinkind bedingt durch Ernährungsstörung
Besonderheit:	steht in Verbindung mit dem 76. Punkt, der auf dem Magenmeridian liegt (Ma 45)
Technik:	Schieben und drücken, 5- bis 20mal

78. Punkt

Name: Große Stadt
Meridian: Milz-Pankreas-Meridian (MP 2)
Lage: liegt am Grundgelenk des großen Zehs auf der Fußinnenseite, auf der Grenze zwischen rötlicher und weißlicher Hautverfärbung
Indikationen: Gewichtsabnahme, Blutarmut, Durchfall, Konzentrationsschwäche, Übelkeit, Aufstoßen, Winderkrankungen, Stimmungstief (mürrisch), Antriebsschwäche, Atemstörung, mangelnde Funktion der Bauchspeicheldrüse, Übelkeit, nervöse Magenschleimhautentzündung, Magenbeschwerden, Bluthochdruck, Schwindel, Appetitmangel
Technik: Drücken, bis zu 15mal

79. Punkt

Name: Höchste Helle
Meridian: Milz-Pankreas-Meridian (MP 3)
Lage: Auf der Fußinnenseite, am Übergang des Schaftes zum Köpfchen des ersten Zehengrundgelenks
Indikationen: Darmentzündung, Zwischenblutungen (Menstruation), Brechreiz, Kopfschmerzen, Konzentrationsschwäche, unzureichende Funktion der Bauchspeicheldrüse, gelbliche Hautfarbe, Durchblutungsstörungen in den Beinen, Beschwerden, die durch zuviel Hitze verursacht werden, Herzbeschwerden, Sodbrennen, Auf-

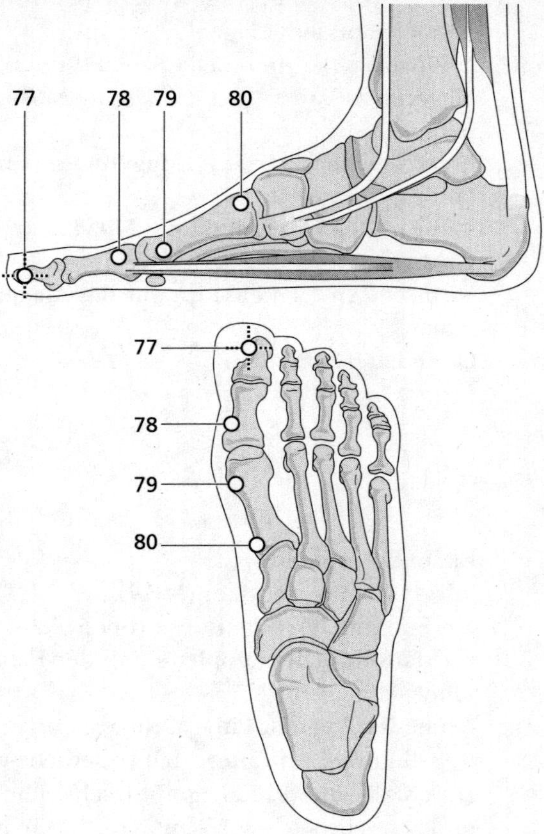

Akupressurpunkte am Fußrücken (Milz-Pankreas-Meridian)

	stoßen, Völlegefühl und wenig Appetit, Druckschmerz auf dem Magen
Besonderheit:	*Quellpunkt,* der mit dem Schleusenpunkt des Magenmeridians (74. Punkt) in Verbindung steht. Bei schwacher Energie im Magenmeridian beide Punkte behandeln: – Punkt 79 – Quellpunkt des Milz-Pankreas-Meridians – Punkt 74 – Schleusenpunkt des Magenmeridians
Technik:	Greifen, 30 Sekunden

80. Punkt

Name:	Enkel des Fürsten
Meridian:	Milz-Pankreas-Meridian (MP 4)
Lage:	am Fußmittelknochen des großen Zehs, direkt vor dem Knochenknöpfchen an der Fußinnenseite
Indikationen:	fehlender Appetit, Pubertätsmagersucht, wenig Regelblutung, Kräfteverfall, Gewichtsverlust, Durchfall, inneres Kältegefühl, schwache Leber und Bauchspeicheldrüsentätigkeit, Schwierigkeiten beim Urinieren, Nierenfunktionsstörungen, Darmkrämpfe, heißer Kopf, niedriger Blutdruck, Stauungen in den Venen
Besonderheit:	*Schleusenpunkt,* der mit dem Quellpunkt des Magenmeridians in Verbindung steht. Bei schwacher Energie im Milz-Pankreas-Meridian beide Punkte behandeln:

	– Punkt 80 – Schleusenpunkt des Milz-Pankreas-Meridians
	– Punkt 75 – Quellpunkt des Magenmeridians
Technik:	Kneifen, bis zu 30 Sekunden

Die folgenden Akupressurpunkte, die Punkte 81–94 des Blasenmeridians, liegen alle auf dem Rücken, seitlich der Wirbelsäule. Unter diesen Punkten gibt es keine Quell- und Schleusenpunkte, vielmehr sind diese Punkte Zustimmungspunkte für einzelne Organe oder Verbindungspunkte zu vielen Meridianen, wie sie den Namen der Punkte entnehmen können.
Es empfiehlt sich, da Sie über diese Punkte viele Organe und die dazugehörigen Meridiane indirekt ansprechen können, diese Akupressurpunkte durch eine Rückenmassage zu stimulieren.
An der Wirbelsäule liegen alle wichtigen Nervenzentren beider Nervensysteme, des vegetativen und des autonomen, sowie die Wurzeln der Chakras, die durch die Massage gleich mitbehandelt werden. Noch dazu in angenehmster Weise, denn wer läßt sich nicht gern mit einer sanften Rückenmassage verwöhnen, in dem Bewußtsein zur selben Zeit etwas für seine Gesundheit und sein Energiebild zu tun.
Bitte achten Sie darauf, daß Sie sanft und rücksichtsvoll massiert werden, denn ich halte harte Massagen für unnütz, schädlich und unangenehm. Man kann keine Blockaden, die sich über lange Zeiträume wie Jahre oder Monate durch Spannungen aufgebaut haben und sich häufig in der Rückenmuskulatur manifestieren, gewaltsam lösen, sondern nur mit Geduld und Liebe.

Sie, oder ihr ›Patient‹, legen sich also auf eine mittelharte Unterlage. Achten Sie bitte darauf, daß die Liege oder der Tisch auf dem der zu Behandelnde liegt, entsprechend hoch ist, so daß der Behandler entspannt arbeiten kann.
Das Zimmer ist wohltemperiert, für die, die es mögen, brennen

Räucherstäbchen und eine Kerze. Legen Sie Entspannungsmusik auf.

Dann beginnen Sie die Stellen, die Sie massieren werden, mit einem wohlriechenden Massageöl einzureiben und mit sanften Kreisbewegungen, von innen nach außen, jeden Punkt bis zu 2 Minuten zu massieren. Wenn Sie unten, bei Punkt 94 angekommen sind, beginnen Sie, die Energie von der Körpermitte nach außen hin wegzustreichen. Achten Sie bitte auf den Energiefluß, und streichen Sie die Energie von oben nach unten und nicht umgekehrt aus. Nach der Massage empfiehlt es sich, zugedeckt liegenzubleiben, später kann auch noch ein Vollbad genommen werden.

Damit Sie die einzelnen Punkte des Blasenmeridians leicht finden, ist die Wirbelsäule abgebildet. Sie besteht aus 7 Halswirbeln (HW; der 1. HW ist der »Atlas«, der 2. HW heißt »Axis«), 12 Brustwirbeln (BW), 5 Lendenwirbeln (LW), 5 Kreuzbeinwirbeln (KW) und 5 Steißbeinwirbeln, die zum Steißbein verschmolzen sind. An dem 7. Halswirbel, auch Prominens genannt, der etwas hervorsteht, kann man sich zum Auffinden der Punkte gut orientieren.

81. Punkt

Name:	Großes Webschiffchen
Meridian:	Blasenmeridian (Bl 11)
Lage:	am unteren Rand des 1. Brustwirbels – 1 Cun seitlich der Mittellinie
Indikationen:	Migräne, Bronchitis, Keuchhusten, Brustfellentzündung, Schmerzen und Verspannungen in den Schultern und am Hinterkopf, Winderkrankungen
Besonderheit:	Verbindungen zum Drei-Erwärmer-Meridian, Dünndarm-, Gallenblasen-, Dickdarmmeridian und Lenkergefäß; Meisterpunkt der Knochen

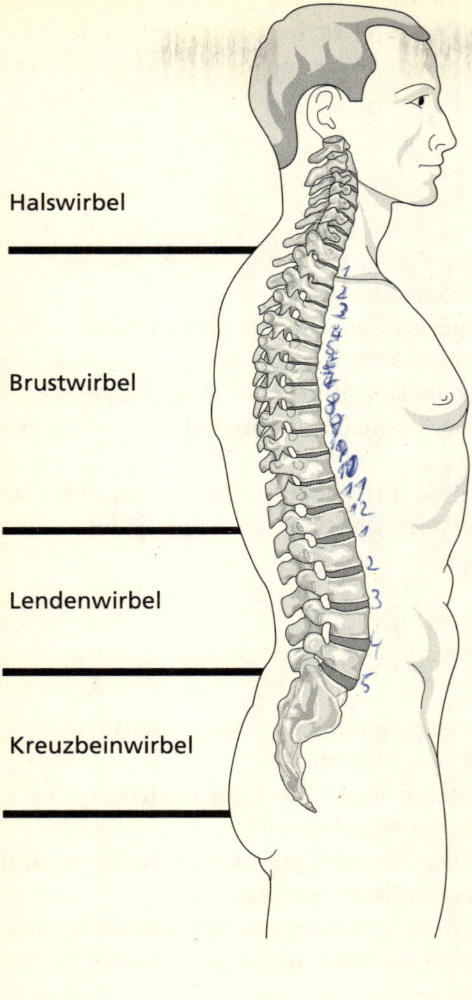

Die Wirbelsäule

Chakra:	Hals-Chakra
Technik:	in sanften Kreisbewegungen von innen nach außen, bis zu 2 Minuten massieren oder Rückenmassage

82. Punkt

Name:	Tor des Windes
Meridian:	Blasenmeridian (Bl 12)
Lage:	am unteren Rand des 2. Brustwirbels – 1 Cun seitlich der Mittellinie
Indikationen:	Asthma im Herz und in den Bronchien, Lungenblähung, Luftröhrenentzündung, Muskelverhärtung
Technik:	in sanften Kreisbewegungen von innen nach außen, bis zu 2 Minuten massieren oder Rückenmassage

83. Punkt

Name:	Verbindungspunkt zum Lungenmeridian
Meridian:	Blasenmeridian (Bl 13)
Lage:	am unteren Rand des 3. Brustwirbels – 1 Cun seitlich der Mittellinie
Indikationen:	Heiserkeit, Keuchhusten, asthmatische Atmung, Blutarmut, Akne, Schlaflosigkeit
Technik:	in sanften Kreisbewegungen von innen nach außen, bis zu 2 Minuten massieren oder Rückenmassage

84. Punkt

Name: Verbindungspunkt zum Kreislaufmeridian
Meridian: Blasenmeridian (Bl 14)
Lage: am unteren Rand des 4. Brustwirbels – 1 Cun seitlich der Mittellinie
Indikationen: Angina pectoris, Atemstörungen, Schwindel, man zuckt schnell zusammen, Furcht vor Erröten
Technik: in sanften Kreisbewegungen von innen nach außen, bis zu 2 Minuten massieren oder Rückenmassage

85. Punkt

Name: Zustimmungspunkt des Herzens
Meridian: Blasenmeridian (Bl 15)
Lage: am unteren Rand des 5. Brustwirbels – 1 Cun seitlich der Mittellinie
Indikationen: Brechreiz, Übelkeit, Völlegefühl, Schlaflosigkeit, Appetitlosigkeit besonders in der Pubertät, gestörte Schilddrüsenfunktion, schlechte Laune, Atemstörungen
Besonderheit: wirkt sich positiv auf die Psyche aus
Chakra: Herz-Chakra
Technik: in sanften Kreisbewegungen von innen nach außen, bis zu 2 Minuten massieren oder Rückenmassage

86. Punkt

Name: Zustimmungspunkt des Lenkergefäßes
Meridian: Blasenmeridian (Bl 16)
Lage: am unteren Rand des 6. Brustwirbels – 1 Cun seitlich der Mittellinie
Indikationen: labile Psyche, Impotenz, Frigidität, Muskelverhärtung, Wetterfühligkeit, Entzündung an der Hirnhaut, Durchfall wegen Lebensmittelvergiftung
Technik: in sanften Kreisbewegungen von innen nach außen, bis zu 2 Minuten massieren oder Rückenmassage

87. Punkt

Name: Zustimmungspunkt des Zwerchfells
Meridian: Blasenmeridian (Bl 17)
Lage: am unteren Rand des 7. Brustwirbels – 1 Cun seitlich der Mittellinie
Indikationen: Brustfellentzündung, Herzdruck, Angstneurosen, Lungenblähung, Flachatmung, Dyshidrosis
Technik: in sanften Kreisbewegungen von innen nach außen, bis zu 2 Minuten massieren oder Rückenmassage

88. Punkt

Name:	Zustimmungspunkt der Leber
Meridian:	Blasenmeridian (Bl 18)
Lage:	am unteren Rand des 9. Brustwirbels – 1 Cun seitlich der Mittellinie
Indikationen:	Spannungsgefühl im Unterleib, Ausfluß in der Vagina, Augenschwäche, kein Appetit, Gallenkoliken, Impotenz
Technik:	in sanften Kreisbewegungen von innen nach außen, bis zu 2 Minuten massieren oder Rückenmassage

89. Punkt

Name:	Zustimmungspunkt der Gallenblase
Meridian:	Blasenmeridian (Bl 19)
Lage:	am unteren Rand des 10. Brustwirbels – 1 Cun seitlich der Mittellinie
Indikationen:	Alpträume, wenig Energie, kein Schwung, ängstlich, man erschreckt sich leicht, Magenschleimhautentzündung, Bauchkrämpfe, Entzündung der Gallenblase
Technik:	in sanften Kreisbewegungen von innen nach außen, bis zu 2 Minuten massieren oder Rückenmassage

90. Punkt

Name:	Zustimmungspunkt der Milz
Meridian:	Blasenmeridian (Bl 20)
Lage:	am unteren Rand des 11. Brustwirbels – 1 Cun seitlich der Mittellinie
Indikationen:	Magersucht, Brechreiz, schlechte Verdauung, Magenschleimhautentzündung
Technik:	in sanften Kreisbewegungen von innen nach außen, bis zu 2 Minuten massieren oder Rückenmassage

91. Punkt

Name:	Zustimmungspunkt des Magens
Meridian:	Blasenmeridian (Bl 21)
Lage:	am unteren Rand des 12. Brustwirbels – 1 Cun seitlich der Mittellinie
Indikationen:	Magengeschwür, Druckschmerz im Magen, Mangel an Magensaft, Depressionen, Aufstoßen, Durchfall, Blähungen, Kopfschmerzen, kein Appetit, Krämpfe in der Herzgegend
Technik:	in sanften Kreisbewegungen von innen nach außen, bis zu 2 Minuten massieren oder Rückenmassage

92. Punkt

Name:	Zustimmungspunkt zum Drei-Erwärmer-Meridian
Meridian:	Blasenmeridian (Bl 22)
Lage:	am unteren Rand des 1. Lendenwirbels – 1 Cun seitlich der Mittellinie
Indikationen:	Atemstörungen oder asthmatisches Atmen, Beschwerden beim Harnlassen, Verstopfung oder Durchfall, Halsentzündung, Nervenschwäche, Kopfschmerzen, Ohnmacht aus Kreislaufschwäche, Kälteempfindlichkeit und Beschwerden aus Gründen der Feuchtigkeit, psychische Labilität
Technik:	in sanften Kreisbewegungen von innen nach außen, bis zu 2 Minuten massieren oder Rückenmassage

93. Punkt

Name:	Zustimmungspunkt der Niere
Meridian:	Blasenmeridian (Bl 23)
Lage:	am unteren Rand des 2. Lendenwirbels – 1 Cun seitlich der Mittellinie
Indikationen:	Schmerzen und Beschwerden im Kreuz, Unvermögen, Harn zu halten, Schwerhörigkeit, Nierensteine, Nierenbeckenentzündung, Kreislaufstörungen, Muskelverspannung und Schwierigkeiten oder Unvermögen, einen Orgasmus zu bekommen, vorzeitiger Samenerguß (Ejaculatio praecox)
Chakra:	Solar-Plexus-Chakra
Technik:	in sanften Kreisbewegungen von innen nach

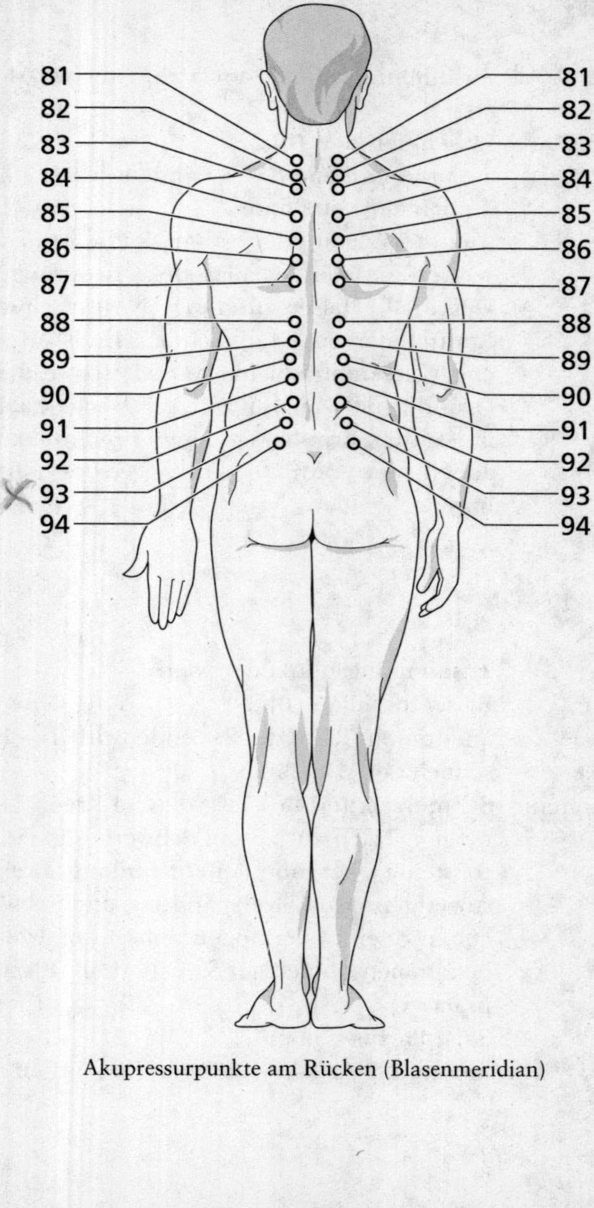

Akupressurpunkte am Rücken (Blasenmeridian)

außen, bis zu 2 Minuten massieren oder Rückenmassage

94. Punkt

Name:	Sitz der Willenskraft
Meridian:	Blasenmeridian (Bl 52)
Lage:	am unteren Rand des 2. Lendenwirbels – 3 Cun seitlich der Mittellinie
Indikationen:	Kraftlosigkeit, psychische Labilität, Willensschwäche, übersensibel, schlechte Laune, antriebslos, Hexenschuß, Nierenentzündung, Ischiasbeschwerden, Beschwerden am Muttermund (Uterus), Muskelschmerzen, Samenerguß im Schlag, unwillkürlicher Samenausfluß, Impotenz
Technik:	in sanften Kreisbewegungen von innen nach außen, bis zu 2 Minuten massieren oder Rückenmassage

Spezialpunkte

Unter den angegebenen Akupressurpunkten gibt es einige Spezialpunkte, die das energetische Geschehen maßgeblich beeinflussen. Dazu gehören die Superpunkte, die Quellpunkte und die Schleusenpunkte.

Superpunkte

Es gibt 9 Superpunkte, die ein großes Wirkungsspektrum haben und bei vielen Beschwerden eingesetzt werden können. Einzelne Meridiane haben mehrere Superpunkte (Leber- und Lungenmeridian), auf anderen Meridianen (Blasen-, Nierenmeridian, Milz-Pankreas-Meridian u. a.) liegen keine dieser umfassenden Behandlungspunkte. Sie können folgende Superpunkte akupressieren:

Punkt	7	Lenkergefäß
Punkt	12	Konzeptionsgefäß
Punkte	19, 21	Lungenmeridian
Punkt	34	Dickdarmmeridian
Punkt	50	Kreislaufmeridian
Punkte	64, 65	Lebermeridian
Punkt	73	Magenmeridian

Quellpunkte und Schleusenpunkte – Yuan-Punkte und Luo-Punkte

Für jeden Hauptmeridian gibt es spezielle Punkte, durch die bestimmte energetische Zustände gezielt behandelt werden können. Hierzu gehören auch die Quellpunkte (Yuan-Punkte) und die

Schleusenpunkte (Luo-Punkte). Jeder Hauptmeridian hat jeweils einen Quell- und einen Schleusenpunkt.
In den Quellpunkten sammelt sich die Energie des ergänzenden Meridians, die Schleusenpunkte führen die Energie in den jeweils ergänzenden Meridian ein.
Durch die Behandlung der Quell- und Durchgangspunkte können Sie die energetischen Zustände in einem Meridianpaar gezielt ausgleichen. Allerdings sollten Sie sich davon überzeugen, daß einer der beiden Meridiane energetisch überversorgt ist und die spezifischen Füllesymptome aufweist. Nur dann können Sie aus dem »Quellpunkt-Meridian« Energie in den Meridian, den »Luo-Meridian«, umleiten, der energetisch im Defizit ist.

Durch die Akupressur der Quellpunkte (Yuan-Punkte) und der Schleusenpunkte (Luo-Punkte) können Sie auch energetische Ungleichgewichte im psychischen Bereich behandeln.
So stehen z. B. bei zuviel Energie im Lebermeridian Gefühle von Wut und Zorn im Vordergrund. Der Gallenblasenmeridian, der ergänzende Meridian, hingegen sorgt für Entschlußkraft, Initiative und Geistesgegenwart. Durch die Luo- und Yuan-Punkte kann die Energie aus dem Lebermeridian in den Gallenblasenmeridian umgeleitet werden und auf die psychischen Befindlichkeiten positiv eingewirkt werden. Nicht mehr die Wut steht im Vordergrund, sondern die Entschlußkraft und die Fähigkeit, präsent zu sein, können so gefördert werden. In diesem Fall behandeln Sie den Yuan-Punkt (Quellpunkt) des Lebermeridians, den Punkt 65 und den Luo-Punkt (Durchgangspunkt) des Gallenblasenmeridians, den Punkt 68.

Folgende Akupressurpunkte sind Schleusen- und Quellpunkte und eignen sich zur Behandlung energetischer Ungleichgewichte in den angegebenen Meridianen:

Schleusenpunkte (Luo-Punkte) zur Behandlung der Leere-symptome des betreffenden Meridians	Quellpunkte (Yuan-Punkte) zur Behandlung der Fülle-symptome des betreffenden Meridians
Punkt 21 – Lungenmeridian	Punkt 34 – Dickdarm-Meridian
Punkt 36 – Dickdarmmeridian	Punkt 20 – Lungenmeridian
Punkt 26 – Drei-Erwärmer-Meridian	Punkt 51 – Kreislaufmeridian
Punkt 38 – Herzmeridian	Punkt 45 – Dünndarmmeridian
Punkt 47 – Dünndarmmeridian	Punkt 39 – Herzmeridian
Punkt 50 – Kreislaufmeridian	Punkt 25 – Drei-Erwärmer-Meridian
Punkt 54 – Blasenmeridian	Punkt 59 – Nierenmeridian
Punkt 60 – Nierenmeridian	Punkt 56 – Blasenmeridian
Punkt 69 – Gallenblasenmeridian	Punkt 65 – Lebermeridian
Punkt 66 – Lebermeridian	Punkt 70 – Gallenblasenmeridian
Punkt 80 – Milz-Pankreas-Meridian	Punkt 75 – Magenmeridian
Punkt 74 – Magenmeridian	Punkt 79 – Milz-Pankreas-Meridian

Wenn Sie die Schleusen- und die Quellpunkte behandeln wollen, empfiehlt es sich zuvor, durch Klopfen des Punktes 16 das Qi anzuregen.

Verbindungspunkte

Wenn Sie unabhängig von den Leere- oder Füllesymtomen Verbindungen zwischen den Meridianen eines Meridianpaares herstellen wollen, können Sie folgende Verbindungspunkte akupressieren:

Punkt 22 – Drei-Erwärmer-Meridian mit Punkt 53 – Kreislaufmeridian
Punkt 33 – Dickdarmmeridian mit Punkt 19 – Lungenmeridian
Punkt 41 – Herzmeridian mit Punkt 42 – Dünndarmmeridian
Punkt 57 – Blasenmeridian mit Punkt 58 – Nierenmeridian
Punkt 63 – Lebermeridian mit Punkt 70 – Gallenblasen meridian
Punkt 76 – Magenmeridian mit Punkt 77 – Milz-Pankreas-Meridian

Einige Punkte haben Verbindungen zu mehreren Meridianen (s. Tabelle S. 137).

Punkteset

Folgende Punkte sollten Sie sich gut einprägen, da Sie oft akupressiert werden müssen. Genauere Angaben finden Sie in dem Kapitel »Akupressurpunkte«.

Punkt 13 – schmerzstillend, zur Stärkung der Yin-Energien
Punkt 16 – Sammelpunkt der vitalen Lebensenergie
Punkt 18 – bei allen Kopfschmerzen
Punkt 20 – bei allgemeiner Energieschwäche
Punkt 21 – bei allen unklaren Infekten
Punkt 37 – bei psychosomatischen Beschwerden, hebt die Stimmung
Punkt 50 – wirkt ausgleichend

Punkt 60 – wirksam bei Nervenerkrankungen
Punkt 65 – bei gynäkologischen Erkrankungen und Krankheiten des Unterbauchs
Punkt 73 – bei allen Erkrankungen, vor allem auch bei Angst und Nervosität

Punkte am Handgelenk

Die drei Meridiane, die im Handgelenk verlaufen, können Sie durch Akupressur der folgenden Punkte zusammen anregen:

Punkt 20 – Lungenmeridian
Punkt 39 – Herzmeridian
Punkt 51 – Kreislaufmeridian

Punkt	Meridian	Verbindung zu anderen Meridianen
Punkt 10	Konzeptionsgefäß	Leber-, Blasen- und Nierenmeridian, Milz-Pankreas-Meridian
Punkt 11	Konzeptionsgefäß	Leber-, Nieren- und Dünndarmmeridian, Milz-Pankreas-Meridian
Punkt 13	Konzeptionsgefäß	Kreislauf- und Nierenmeridian
Punkt 16	Konzeptionsgefäß	Lungen-, Dickdarm-, Herz-, Dünndarm-, Nieren-, Leber-, Kreislaufmeridian, Drei-Erwärmer- und Milz-Pankreas-Meridian
Punkt 17	Konzeptionsgefäß	Magen-, Dickdarmmeridian, Lenkergefäß
Punkt 27	Drei-Erwärmer-Meridian	Gallenblasen-, Dünndarmmeridian, Lenkergefäß
Punkt 29	Drei-Erwärmer-Meridian	Blasen-, Gallenblasenmeridian
Punkt 30	Drei-Erwärmer-Meridian	Gallenblasen-, Dünndarmmeridian
Punkt 31	Drei-Erwärmer-Meridian	Gallenblasen-, Dünndarmmeridian
Punkt 49	Dünndarmmeridian	Blasen-, Gallenblasenmeridian, Drei-Erwärmer-Meridian
Punkt 67	Gallenblasenmeridian	Magen-, Dickdarm-, Dünndarmmeridian, Drei-Erwärmer-Meridian
Punkt 68	Gallenblasenmeridian	Magen-, Dickdarm-, Dünndarmmeridian,

7 Wie Meridiane unser Wohlbefinden beeinflussen

Wie Sie bereits wissen, können Sie durch Akupressieren der Punkte Ihr Wohlbefinden steigern, denn Sie behandeln zugleich die Meridiane und Chakren und sorgen somit auf mehreren Ebenen für einen Ausgleich der Energien. Um die Meridiane, dieses Netzwerk an Energieleitbahnen, in ihren speziellen Aufgaben und Qualitäten kennenzulernen, lesen Sie bitte folgendes Kapitel.

Jeder Meridian wird zunächst in seinem Verlauf sowie in seinen Aufgaben, die er im körperlichen und psychischen Bereich wahrnimmt, vorgestellt. Daran anschließend werden die einzelnen Symptome benannt, die sich zeigen, wenn die Energie in diesem Meridian nicht ausgeglichen ist. Haben sie zuviel Energie in dem Meridian, leiden Sie an »Füllesymptomen«; ist in dem Meridian zuwenig Energie, zeigen sich die speziellen »Leeresymptome«.

- Jeder der 12 Hauptmeridiane – ausgenommen sind die 2 Hauptgefäße – hat einen ergänzenden Meridian, einen Bruder- oder Schwester-Meridian. Beide gehören zu demselben Element (Wasser, Metall, Erde, Feuer, Holz), haben jedoch unterschiedliche Energiequalitäten. Entsprechend den Yin- und Yang-Kräften ist ein Meridian der Yang-Meridian, der ergänzende Meridian der Yin-Meridian.
- Da sich das Meridianpaar in den Elementen gleicht, finden sich nur bei einem Meridian die für das Element typischen Entsprechungen. Jedem Element werden so zugeordnet: Gewebe, Sekret, Sinnesorgan, Geschmack, Jahreszeit, Himmelsrichtung, Klima,

Gefühle und Farbe. Die Aufstellung soll Sie bei der Entdeckung Ihrer energetischen Entsprechungen unterstützen.

Aus der unten abgebildeten Tabelle können Sie entnehmen, zu welchen Zeiten die einzelnen Meridiane energetisch versorgt werden. Treten Ihre Beschwerden zu einer bestimmten Zeit auf, können Sie anhand der Tabelle überprüfen, mit welchem Meridian Ihre Beschwerden in Verbindung stehen könnten. Zwischen der Maximalzeit und der Minimumszeit liegen immer 12 Stunden.
Abschließend habe ich, damit Sie die Akupressurbehandlung auf der mentalen Ebene begleiten können, für jeden Meridian Affirmationen aufgeführt. Auch wenn sich die Akupressur direkt auf unser physisches und psychisches Wohlbefinden auswirkt, kann jede weitere Unterstützung zum Heilerfolg beitragen.
Affirmationen führen uns aus den negativen Lebenseinstellungen heraus und lassen uns dem Leben, wie es sich zeigen will, positiv begegnen. Integrieren Sie diese positiven Grundsätze in Ihr tägli-

Element	Meridian	Maximalzeit	Minimumszeit
Metall (Äther)	Lungenmeridian Dickdarm-Meridian	3.00–5.00 5.00–7.00	15.00–17.00 17.00–19.00
Erde	Magenmeridian Milz-Pankreas-Meridian	7.00–9.00 9.00–11.00	19.00–21.00 21.00–23.00
Feuer	Herzmeridian Dünndarmmeridian	11.00–13.00 13.00–15.00	23.00–1.00 1.00–3.00
Wasser	Blasenmeridian Nierenmeridian	15.00–17.00 17.00–19.00	3.00–5.00 5.00–7.00
Verteilendes Feuer	Kreislaufmeridian Drei-Erwärmer-Meridian	19.00–21.00 21.00–23.00	7.00–9.00 9.00–11.00
Holz	Gallenblasenmeridian Lebermeridian	23.00–1.00 1.00–3.00	11.00–13.00 13.00–15.00

ches Leben, und wiederholen Sie diese Affirmationen mehrmals. Auch dadurch erfahren Sie, daß Energien mehr in Fluß kommen und Neues entsteht.
Meridiane und Chakras sind ein Kommunikationsmittel des Geistes durch den Körper. Und den Geist durch den Körper zu sehen, bedeutet auch, Krankheit als Wink einer seelischen Störung zu begreifen. So wird aus dem üblen Laster »Krankheit« eine Aufforderung, uns mehr um uns selbst zu kümmern, uns mehr Aufmerksamkeit, Zeit und Liebe zu schenken und nach innen zu hören.
Eine Krankheit entsteht zuerst im mentalen oder geistig/seelischen Bereich und manifestiert sich später im physischen Körper, falls nicht vorher Heilung bzw. Berichtigung des Irrtums eintritt. Oft tritt in dem Moment, in dem sich unsere Perspektive oder Sichtweise ändert, bereits Heilung ein. Ganzheitliche Heilung schließt immer das gesamte Umfeld ein und begrenzt sich nicht auf das Verschwinden von Symptomen.

Der Lungenmeridian

Verlauf des Meridians

Der Lungenmeridian (Lu) beginnt am äußeren Winkel des Schlüsselbeins und verläuft über die vordere Seite der Schulter und die Beugeseite des Oberarms zum Ellenbogen, über den Unterarm, Daumenballen und endet am Nagelwinkel des Daumens.

Aufgabe des Meridians

Der Lungenmeridian ist zuständig für die Bildung der Atmungsenergie, für die Atmung und für Haut und Haare. Im psychischen Bereich repäsentiert er Leistungsfähigkeit und die Fähigkeit, das Leben anzunehmen und zu geben. Ist der Meridian im Defizit, sind Kummer und Depression die Folge.

Füllesymptome

Laute Stimme, rauher Atem, Asthma, Spannung im Brustkorb, Husten, Bronchitis, Verstopfung

Leeresymptome

Mangel an Lebensenergie, wenig Ausdauer, Erschöpfung durch Überarbeitung; schwache Stimme, blasse Gesichtsfarbe, Kälteempfindlichkeit, Husten, Atemschwierigkeiten, Übergewicht durch Verstopfung

Maximalzeit	3–5 Uhr
Element	Metall (Äther)
Energiepol	Yin
Gewebe	Haut
Sekrete	Schleim
Sinnesorgan	Nase
Geschmack	bitter
Jahreszeit	Herbst (September, Oktober)

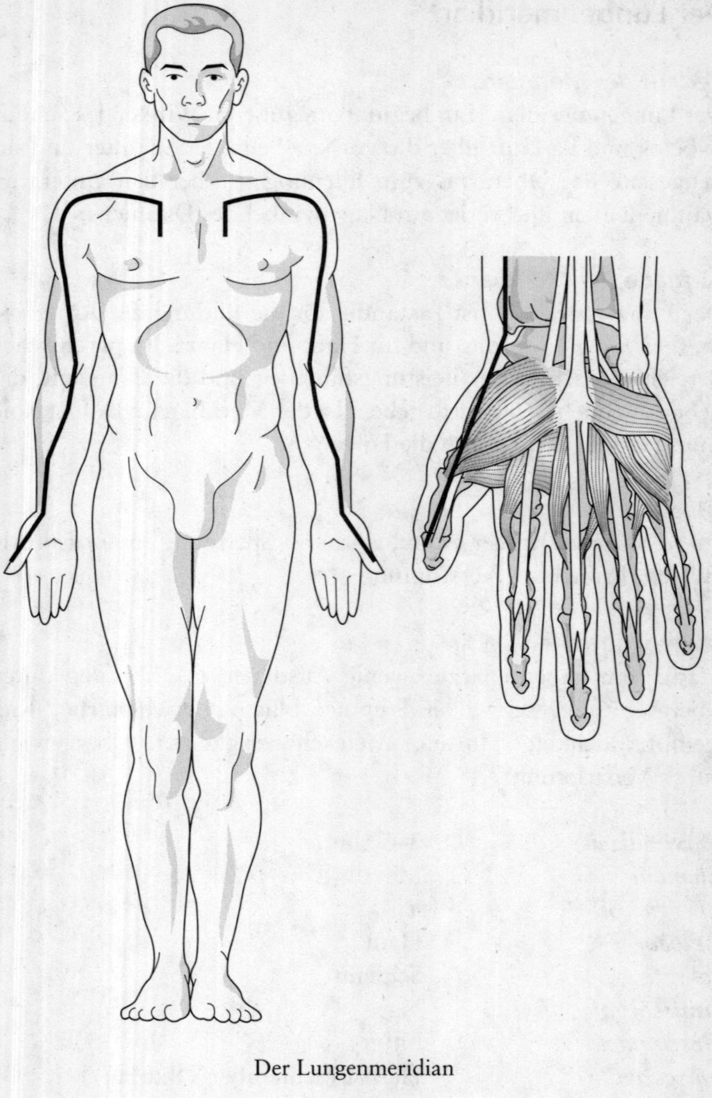

Der Lungenmeridian

Himmelsrichtung	Westen
Klima	trocken
Gefühle	Kummer
Farbe	weiß
Ergänzender Meridian	Dickdarmmeridian
Chakra	Hals-Chakra

Affirmationen

Entsprechend den psychischen und energetischen Qualitäten können Sie den Lungenmeridian durch folgende Affirmationen mental unterstützen:

Ich vermag die Fülle des Lebens in mich aufzunehmen.

In Liebe lebe ich die Fülle des Lebens.

Frei nehme ich göttliche Ideen in mich auf, die mit Odem und Intelligenz des Lebens erfüllt sind. Dies ist ein neuer Augenblick (Louise Hay).

Ich kann wieder frei atmen!

Ich bin ein freier Mensch!

Ich bin ein freier Mensch und kann tun und lassen, was ich möchte.

Der Dickdarmmeridian

Verlauf des Meridians

Der Dickdarmmeridian (Di) beginnt am daumenseitigen Nagelbett des Zeigefingers und verläuft über den Handrücken, zum Handgelenk, weiter über Unter- und Oberarm, dann über die Schulter und den Hals, um den Mund herum und endet neben dem Nasenflügel.

Aufgabe des Meridians

Der Dickdarmmeridian ist für die Umwandlung der Nahrung, für deren Zwischenspeicherung und die Weiterleitung ausscheidungs-

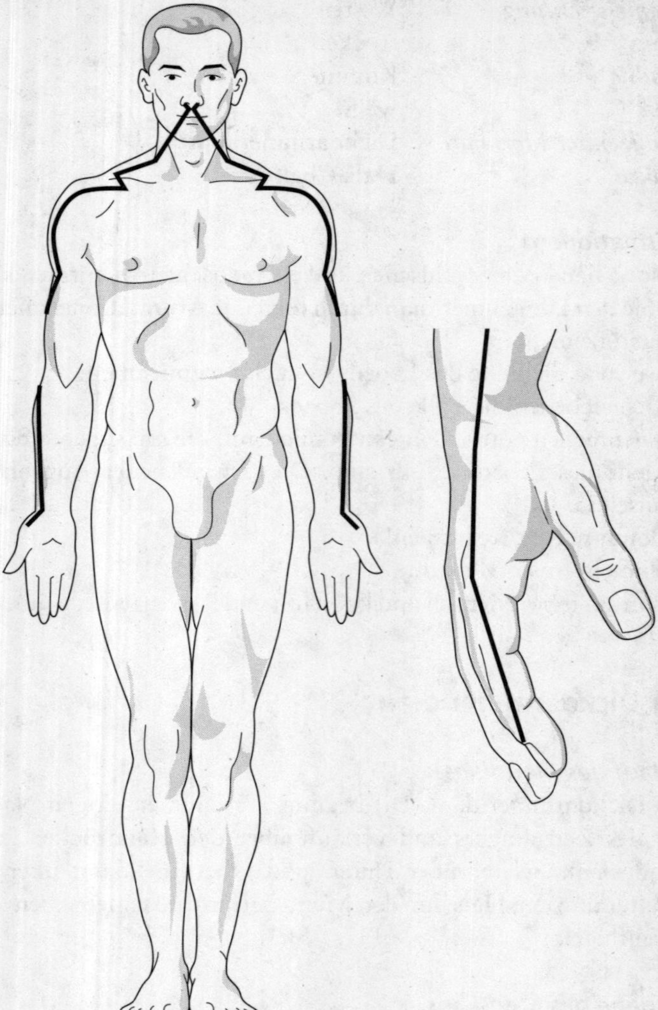

Der Dickdarmmeridian

fähiger Schlacken zuständig. An psychischen Qualitäten repräsentiert er Großzügigkeit, Vertrauen und Bewußtheit. Ist der Meridian im Defizit, zeigen sich die Qualitäten als Gier und Unbewußtheit.

Füllesymptome

ständige Unzufriedenheit, deshalb zu wenig Freunde, starre Mimik, Erkältungen, Herpes, Halsschmerzen, verstopfte oder laufende Nase, Nasenbluten, Fieber, Heuschnupfen, Hautjucken, Allergien, aufgeblähter Unterleib, Verstopfung und Durchfall, Hämorrhoiden

Leeresymptome

Abhängigkeit, leicht enttäuscht sein. Mangel an Entschlußkraft und positivem Denken. Furcht vor Kälte, Frösteln, verstopfte Naseneingänge, Heuschnupfen, Allergien, häufige Entzündungen, Verstopfung und Durchfall, Darmgeräusche

Maximalzeit	5–7 Uhr
Element	Metall (Äther)
Energiepol	Yang
Ergänzender Meridian	Lungenmeridian
Chakra	Basis-Chakra

Affirmationen

Entsprechend den psychischen Qualitäten können Sie den Dickdarmmeridian durch folgende Affirmationen mental unterstützen:
Ich bin zufrieden, mit dem, was ich habe.
Ich erfreue mich an meinem Besitz und bin zufrieden mit ihm.
Ich lebe friedlich und freudig im Jetzt (Louise Hay).

Der Magenmeridian

Verlauf des Meridians

Der Magenmeridian (Ma) hat zunächst zwei Verläufe. Der eine Ast des Meridians beginnt in der Augenhöhle und läuft neben der Nase abwärts zur Unterlippe; der andere beginnt im Haarwinkel zwischen Schläfe und Stirn und läuft senkrecht abwärts zum Unterkiefer. Dort treffen sich beide und verlaufen dann weiter über die Vorderseite des Oberschenkels zum Unterschenkel bis zum Nagelwinkel der zweiten Zehe.

Aufgabe des Meridians

Der Magenmeridian ist zuständig für die Aufnahme und Verdauung der Nahrung und wird auch als »Meer der Nahrungsstoffe« bezeichnet. Auf dem Magenmeridian liegt der Superpunkt »Göttliche Gleichmut«, der umfangreiche Behandlungsmöglichkeiten bietet.

Der Magenmeridian ist mit folgenden psychischen Eigenschaften verknüpft: Empfänglichkeit, Gefühl, Takt, Furcht vor Neuem und Angst vor Veränderung.

Füllesymptome

immer in Eile, überarbeitet; Herpes, häufige Erkältungen, Bauchschmerzen, Steifheit in den Schultern, Verkrampfung im Magenbereich, Bauchschmerzen, Verstopfung, Menstruationsbeschwerden, Essen ohne richtigen Appetit

Leeresymptome

ständig leichte Müdigkeit, muß viel ausruhen, häufiges Gähnen, Ängstlichkeit, chronische Magenprobleme, Magensenkung, Kältegefühl im Magen, schlaffes Muskelgewebe, unregelmäßige Mahlzeiten

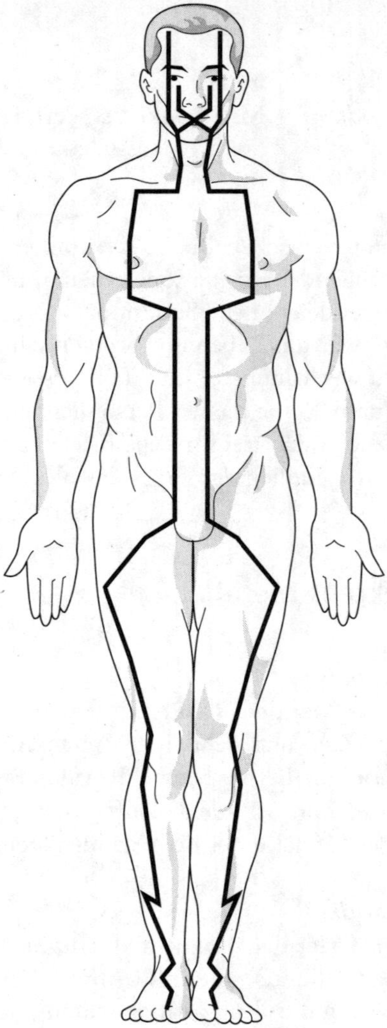

Der Magenmeridian

Maximalzeit	7-9 Uhr
Element	Erde
Energiepol	Yang
Ergänzender Meridian	Milz-Pankreas-Meridian
Chakra	Solar-Plexus-Chakra

Affirmationen

Entsprechend den psychischen Qualitäten können Sie den Magenmeridian durch folgende Affirmationen mental unterstützen:
Ich erwarte mit Freude die neue Situation.
Ich bin neugierig, was das Leben mir bringen wird.
Mein Leben ist abwechslungsreich und interessant.
Ich schaue die Entwicklung meiner Persönlichkeit erfreut an.
Jeden Tag mache ich mich frei für neue Erlebnisse.
Ich nehme jeden Augenblick des Tages das Neue in mich auf.

Der Milz-Pankreas-Meridian

Verlauf des Meridians

Der Milz-Pankreas-Meridian (MP) beginnt am äußeren Nagelwinkel der großen Zehe und zieht an der Innenseite des Unter- und Oberschenkels über die Leistenbeuge, über den Bauch auf der Linie der Brustwarze; im Brustbereich läuft er seitlich versetzt neben der Brustwarze und endet unter dem Schlüsselbein.

Aufgabe des Meridians

Der Milz-Pankreas-Meridian ist zuständig für die Blutbildung, für das Bindegewebe (Cellulitis) und das Lymphsystem. Zudem steht er in Zusammenhang mit den Hormondrüsen und hier vor allem mit den Fortpflanzungshormonen. An psychischen Qualitäten steht er mit Sorgen, Grübeln und Depressionen in Verbindung.

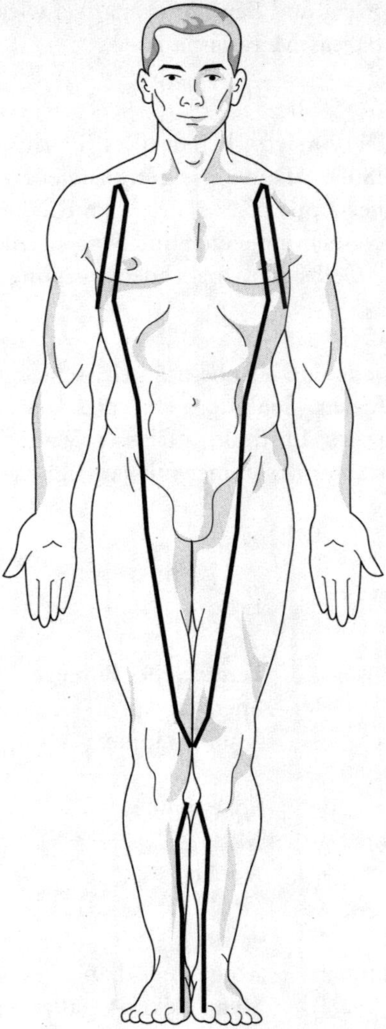

Der Milz-Pankreas-Meridian

Geistige Erschöpfung und Bewegungsmangel wirken sich negativ auf den Milz-Pankreas-Meridian aus.

Füllesymptome
Ängstlichkeit, Übervorsicht, behält alles für sich; Kraftlosigkeit, Heißhunger auf Süßes, Durst, Neigung zuviel zu essen und dennoch kein richtiger Appetit, Neigung, den Rücken zu krümmen, nervös bedingte Magenschmerzen und Magenschleimhautentzündung, Fieber und Gelbsucht, zögernde Bewegungen

Leeresymptome
ständige Unzufriedenheit, Ruhelosigkeit, schlechtes Gedächtnis, zuviel geistige Arbeit, Schlaflosigkeit und daraus resultierende Müdigkeit, häufiges Luftholen, blasses Zahnfleisch, Herzbeschwerden, Nahrung muß immer mit Flüssigkeit heruntergespült werden

Maximalzeit	9–11 Uhr
Element	Erde
Energiepol	Yin
Gewebe	Fettgewebe, Bindegewebe
Sekrete	Speichel
Sinnesorgan	Mund, Lippen
Geschmack	süß
Jahreszeit	Spätsommer
Himmelsrichtung	Mitte
Klima	feucht
Gefühle	Grübeln, Sorge
Farbe	gelb
Ergänzender Meridian	Magenmeridian
Chakra	Solar-Plexus-Chakra

Affirmationen
Dem Milz-Pankreas-Meridian kann die Qualität der Gerechtigkeit zugeordnet werden. Bezieht man die Affirmationen auf diese Haltung und geht man davon aus, daß alles, was geschieht, auf eine Ursache zurückzuführen ist, und in diesem Sinne (Ursache-Wirkung) alles gerecht ist, können Sie den Milz-Pankreas-Meridian mental folgendermaßen unterstützen:
Ich werde mir jeden Tag etwas mehr über die Geschehnisse und sogenannten Zufälle in meinem Leben bewußt.
Ich nehme jeden Tag etwas mehr Abstand von meinem Urteil über andere.
Ich trage gern die Verantwortung für mein Leben.
In mir ist das Zentrum meiner Schöpfung.
Ich bin liebevoll und liebenswert (Louise Hay).
Mir wird göttliche Gerechtigkeit zuteil.

Der Herzmeridian

Verlauf des Meridians
Der Herzmeridian (He) beginnt unter der Achselhöhle, läuft am inneren Arm entlang und endet am Nagelwinkel des kleinen Fingers.

Aufgabe des Meridians
Der Herzmeridian kontrolliert Blut und Gefäße und ist zuständig für den Schweiß und den Schlaf. Er ist verantwortlich für das Bewußtsein, für die Schnelligkeit und Klarheit der Gedanken sowie für die emotionale Ausgeglichenheit. Der Herzmeridian steuert die fünf Sinne, ist die Quelle aller Lebensfunktionen und verkörpert, wie auch das Herz als Organ, die Liebesfähigkeit, das Mitgefühl und die Freude und hat somit einen großen Einfluß auf die Psyche des Menschen.

Das zugehörige Sinnesorgan ist neben der Zunge, das »innere Ohr«, welches nach innen hört und hinhört.

Füllesymptome

Hysterie, hysterisches Lachen, Stottern; ständige Müdigkeit, nervöse Herzbeschwerden, Verkrampfung und Schmerzen im Solar-Plexus und in der Brust (Herzhöhe), gelbes Augenweiß, gelber Urin, Durst, trockener Hals

Leeresymptome

Überempfindlichkeit, schnell enttäuscht; schlechtes Gedächtnis, Streß, Neurose, nächtliches Schwitzen, Alpträume, Herzklopfen und Herzbeschwerden, feuchte und heiße Hände, wenig Appetit

Maximalzeit	11–13 Uhr
Element	Feuer
Energiepol	Yin
Gewebe	Gefäße
Sekrete	Schweiß
Sinnesorgan	Zunge, inneres Ohr
Geschmack	scharf
Jahreszeit	Sommer
Himmelsrichtung	Süden
Klima	Hitze
Gefühle	Freude
Farbe	rot
Ergänzender Meridian	Dünndarmmeridian
Chakra	Herz-Chakra

Affirmationen

Mein Herz schlägt im Rhythmus der Liebe.
Ich bin mit dem Herzen dabei.
Ich liebe und akzeptiere mich (Louise Hay).
Was auch immer ich von Herzen gern tue, ist richtig.

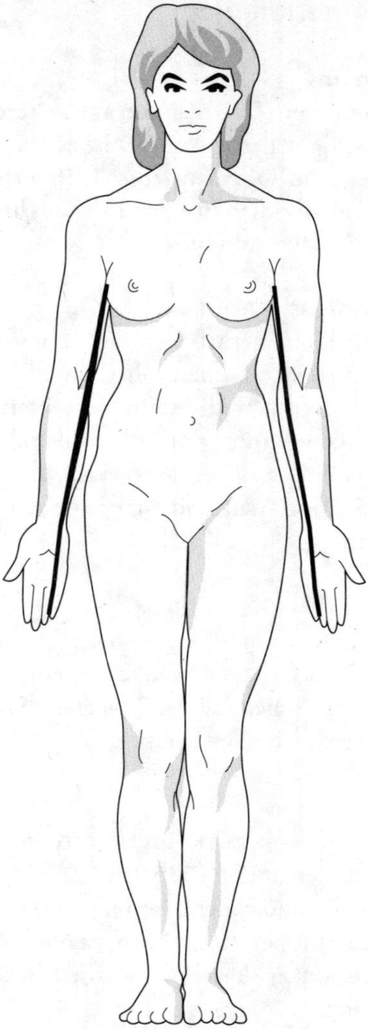

Der Herzmeridian

Der Dünndarmmeridian

Verlauf des Meridians
Der Dünndarmmeridian (Dü) beginnt am äußeren Nagelwinkel des kleinen Fingers, zieht an der Außenseite der Hand über den Unterarm, Ellenbogen und Oberarm zum Schulterbereich. Auf der Schulter verläuft der Meridian in einer Zickzacklinie, dann seitlich am Hals, über die Wange zum Ohr.

Aufgabe des Meridians
Der Dünndarmmeridian verarbeitet die von außen zugeführte Nahrung, indem er sie nach innen führt, diese in ihre klaren und trüben Bestandteile trennt und dadurch die Nahrung in Energie umwandelt. Außerdem wirkt er auf die Schleimhäute und ist zuständig für die Qualitäten des Analysierens und der Zuverlässigkeit. Aufregung, Schock, Wut und Angst wirken sich negativ auf diesen Meridian aus.

Füllesymptome
Durchhaltekraft, man neigt dazu, sich zu überarbeiten und zu schnell zu essen; Ruhelosigkeit, Entschlossenheit, Verschlossenheit, Druck auf den Augen, wenig Speichel, Schmerzen in den Schultern, Beschwerden im Unterleib

Leeresymptome
Überempfindlichkeit, denkt zuviel und kontrolliert die eigenen Gefühle, Unflexibilität, leichte Ermüdbarkeit der Augen, Hörschwierigkeiten, Migräne, Blinddarmentzündung und Beschwerden nach eventueller Blinddarmoperation, Hexenschuß, Ischias, unregelmäßiger Menstruationszyklus, Beschwerden in den Eierstöcken, schlechter Stuhlgang

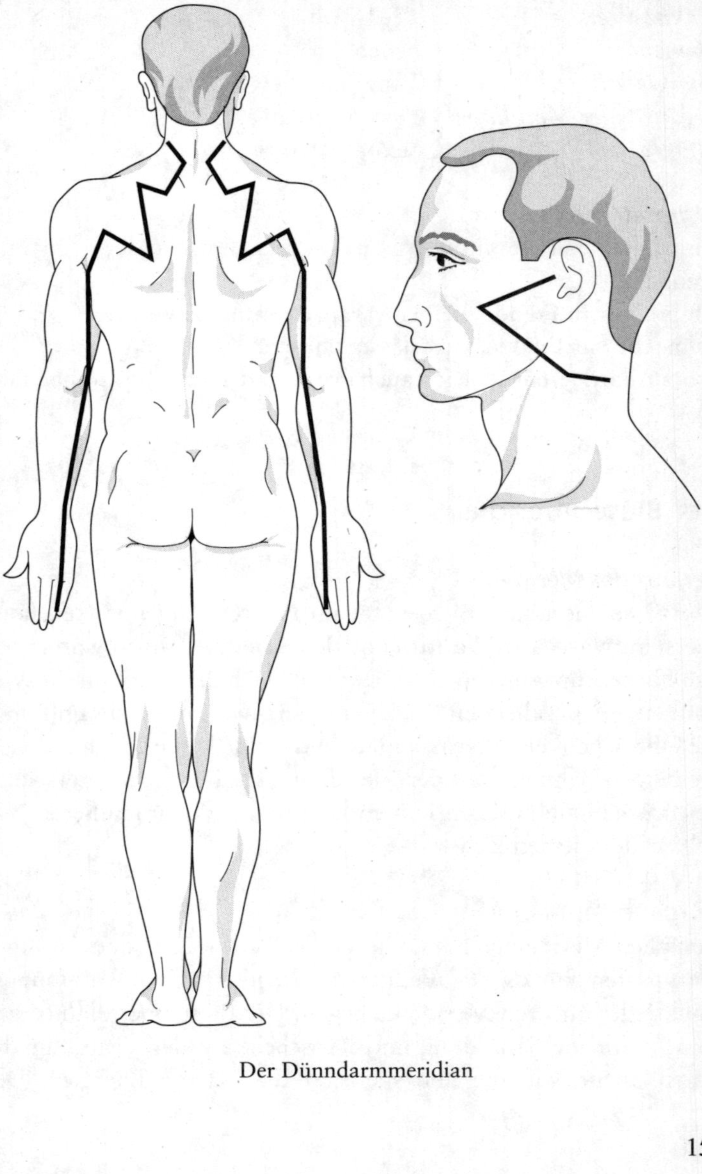

Der Dünndarmmeridian

Maximalzeit	13–15 Uhr
Element	Feuer
Energiepol	Yang
Ergänzender Meridian	Herzmeridian
Chakra	Sexual-Chakra

Affirmationen
Ich trage meine Verantwortung aus freier Entscheidung und mit Freude.
Ich bin mir in Freude meiner Verantwortung bewußt.
Es macht mir Freude, zuverlässig zu sein.
Trotz Analysierens sehe ich auch große und ganze Zusammenhänge.

Der Blasenmeridian

Verlauf des Meridians
Der Blasenmeridian (Bl) beginnt im inneren Augenwinkel, läuft zuerst aufwärts über die Stirn und den Scheitel, dann abwärts über den Hinterkopf zum Nacken. Dort teilt sich der Meridian in zwei Bahnen, die parallel den Rücken entlang bis zum Gesäß und über die Oberschenkelrückseite laufen. In der Kniekehle vereinigen sich die beiden Bahnen, und der Meridian zieht über die Unterschenkelrückseite am äußeren Fuß entlang und endet am äußeren Nagelbett des kleinen Zehs.

Aufgabe des Meridians
Von allen Meridianen hat er das größte Wirkungsfeld, da auf ihm die meisten Punkte (67 Punkte) und zudem die Zustimmungspunkte der anderen Meridiane liegen. Der Blasenmeridian ist zuständig für die Sammlung und Ausscheidung des Urins, für die Fortpflanzungsorgane und speichert die aktiven Energien. Der

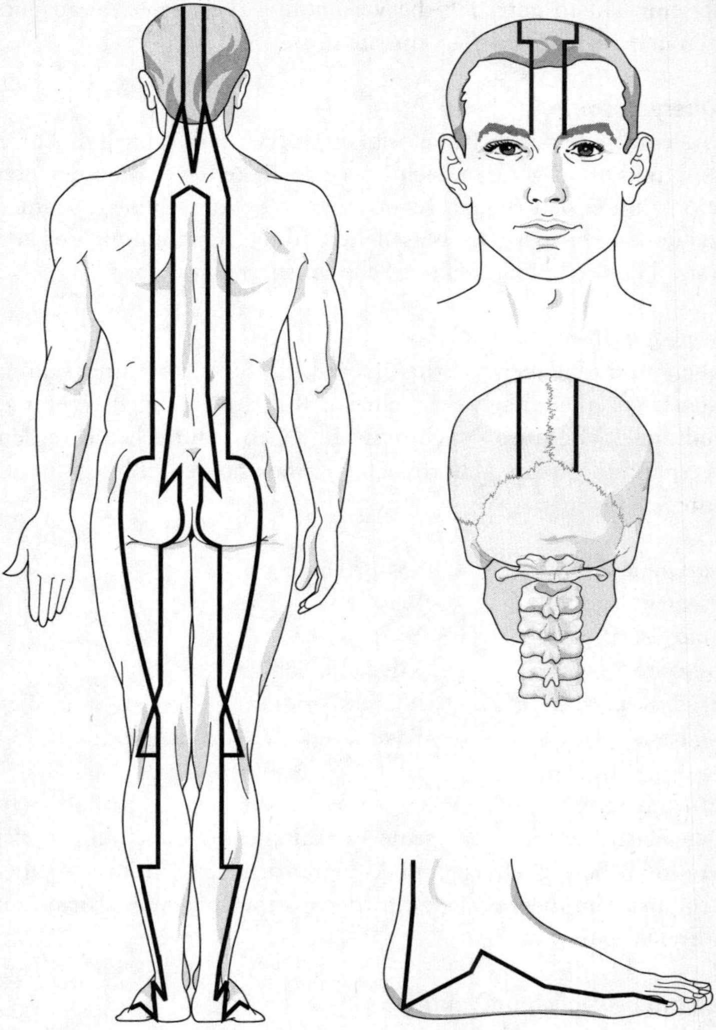

Der Blasenmeridian

Blasenmeridian unterhält die Verbindung zwischen dem autonomen und vegetativen Nervensystem.

Füllesymptome
Überempfindlichkeit, Ruhelosigkeit, Nervosität, schnell in Aufregung und Streß geraten, sich über Kleinigkeiten Sorgen machen; Druck hinter den Augen, verstopfte Nase, Kopfschmerz, Schmerzen in den Halswirbeln, Blasenentzündung, Entzündung der Prostata, Hämorrhoiden, Fieber, Schmerzen in den Beinen

Leeresymptome
Überempfindlichkeit, leicht erschreckt, fühlt sich angespannt, Angst, vor allem nachts; Furcht vor Kälte, Neigung zu krummer Haltung, Migräne, Nachtschweiß, Gebärmutterbeschwerden, Verspannungen im Unterbauch, Hämorrhoiden, Blasenentzündung

Maximalzeit	15–17 Uhr
Element	Wasser
Energiepol	Yang
Gewebe	Muskeln, Sehnen
Ergänzender Meridian	Nierenmeridian
Chakras	Basis-Chakra, Wurzelchakra

Affirmationen
Der Blasenmeridian hat seine organische Entsprechung in den Muskeln. Beweglichkeit und Aktivität drücken sich in den Muskeln aus. Um diese Kraft zu fördern, kann folgende Affirmation hilfreich sein:

Ich bin beweglich und aktiv.
Probleme mit der Blase weisen auf die Angst hin, loszulassen. Affirmationen, die hierbei unterstützend wirken können:

Leicht und mühelos lasse ich das Alte gehen und heiße das Neue in meinem Leben willkommen.
Ich bin in Sicherheit (Louise Hay).
Ich entspanne mich und lasse von alten Gedanken ohne Angst los.
Ich entspanne mich im Hier und Jetzt.

Der Nierenmeridian

Verlauf des Meridians
Der Nierenmeridian (Ni) beginnt auf der Fußsohle, verläuft dann an der Innenseite des Unterschenkels, des Knies und des Oberschenkels über die Leistenbeuge, am Bauch neben der Mittellinie weiter aufwärts und endet direkt unter dem Schlüsselbein.

Aufgabe des Meridians
Der Nierenmeridian ist für die Regelung des Energiehaushaltes sowie für den Entgiftungsprozeß des Körpers zuständig. Ständige Überbelastung durch familiären und beruflichen Stress haben eine schwächende Wirkung auf den Meridian und hier besonders auf die sogenannten ruhenden Erbenergien, d. h. also auf die Energien, die weitervererbt werden und die unser Grundpotential an Energien ausmachen. Der Nierenmeridian ist während der Wintermonate besonders anfällig und soll in dieser Zeit unterstützt werden. Psychische Qualitäten, die der Nierenmeridian beeinflußt, sind vor allem die Willenskraft, aber auch Furcht, Angst, Eifersucht, Unsicherheit und Unzufriedenheit, Kritik und Enttäuschung sowie Schwierigkeiten in der Partnerbeziehung haben einen direkten Einfluß auf das Paar-Organ Niere und somit auch auf den Nierenmeridian.

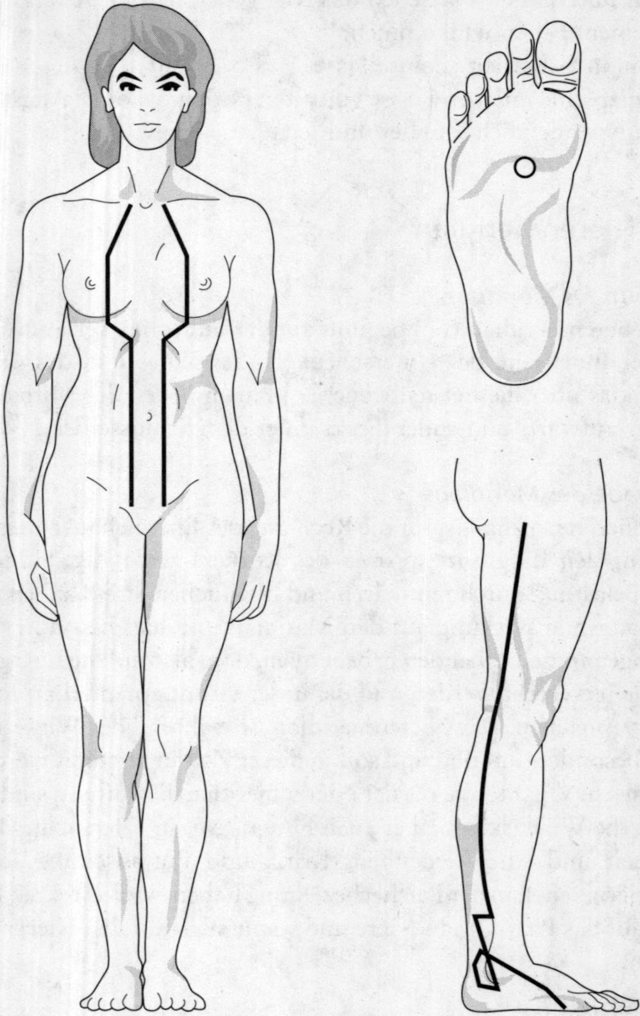

Der Nierenmeridian

Füllesymptome
nervöse Empfindlichkeit, Ungeduld, Ruhelosigkeit, mangelnde Entschlußkraft, ständiges Klagen und Jammern; Neigung zu Nasenbluten und Ohnmacht, Halsentzündungen, Mundgeruch, Erschöpfung durch Überarbeiten, graue Gesichtsfarbe, Erbrechen, roter Urin

Leeresymptome
ständige Müdigkeit, schlechter Schlaf, keine Entschlußkraft, Angst; undeutliches Sehen, Herzklopfen, Kurzatmigkeit, Bedürfnis, sich hinzulegen, Schwindel und Schwarzwerden vor den Augen, graue trockene Haut ohne Spannung, schlechte Durchblutung im Unterleib, Störungen im Sexualleben, rissige Nägel, Neigung zu Unfällen

Maximalzeit	17–19 Uhr
Element	Wasser
Energiepol	Yin
Gewebe	Muskeln, Sehnen
Sekrete	Harn
Sinnesorgan	Ohr
Geschmack	salzig
Jahreszeit	Winter
Himmelsrichtung	Norden
Klima	naß
Gefühle	Angst
Farbe	schwarz
Ergänzender Meridian	Blasenmeridian
Chakren	Basis-Chakra, Wurzelchakra

Affirmationen
Probleme mit den Nieren und ein geschwächter Nierenmeridian können oft mit Partnerschaftsproblemen in Verbindung gebracht

werden. Der wohl sicherste Weg, in der Partnerschaft glücklich zu werden, ist, sich selbst glücklich zu machen und nicht vom Partner zu erwarten, daß er diese Aufgabe übernimmt. Wir sollten unsere Energie dazu verwenden, unsere Talente zu fördern und uns selbst zu verwöhnen, und nicht darauf warten, daß andere dies für uns tun, denn wir finden zusammen, um voneinander zu lernen.
Damit mehr Ausgeglichenheit und Harmonie entsteht, sollten wir mehr die positiven Seiten aneinander wieder wahrnehmen und uns selbst und dem Partner den Raum zur eigenen Entfaltung zugestehen. Vielleicht können Ihnen folgende Affirmationen dabei helfen.
Ich bin frei von Furcht.
Ich bin jeden Tag ein wenig freier von Angst.
Ich bin jeden Tag ein bißchen weniger eifersüchtig.
Nach und nach verliere ich meine Angst und Unsicherheit.
Ich vertraue mir und meiner Schönheit, Einzigartigkeit.
Ich liebe und akzeptiere mich (Louise Hay).
Ich bin mit mir und meinem Leben zufrieden.
Innere Zufriedenheit ist das beste Mittel gegen Streß.

Der Kreislaufmeridian

Verlauf des Meridians

Der Kreislaufmeridian (Ks), oft auch als Perikardmeridian bezeichnet, beginnt auf der Höhe der Brustwarzen, läuft über die vordere Schulter aufwärts, weiter im Bereich der Achselhöhle, an den Beugeseiten der Arme entlang abwärts, über die Mitte des Handgelenks und endet an der Spitze des Mittelfingers.

Aufgabe des Meridians

Während dem Herzmeridian mehr die geistigen Funktionen zugeordnet werden, unterstützt der Kreislaufmeridian das Herz, den Kreislauf und die Durchblutung. Er ist ebenso zuständig für die

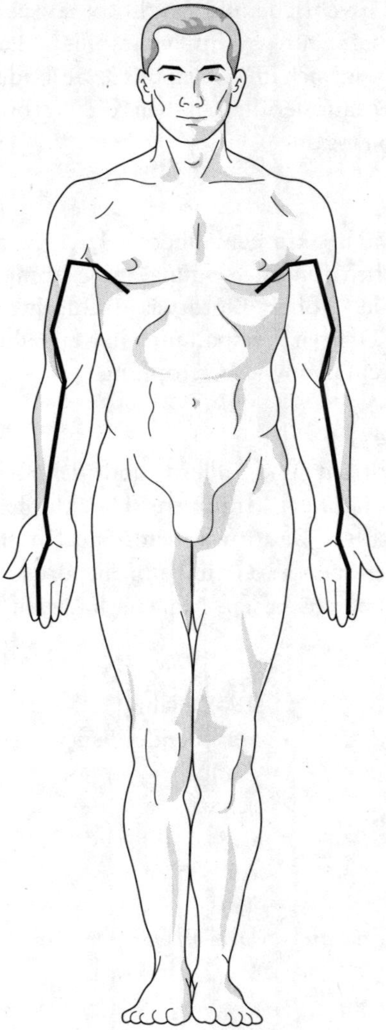

Der Kreislaufmeridian

Verdauung, für psychische und psychosomatische Erkrankungen und sorgt insgesamt für psychische Stabilität, Lebensfreude und Lebenslust und zeigt sich im Gesicht, ganz besonders beim Lachen. Herz- und Kreislaufmeridian haben die Verbindung mit dem Herzchakra gemeinsam.

Füllesymptome

überempfindliche Reaktionen, albernes Lachen, wirres Reden, zu sehr auf die Arbeit fixiert; Neigung zu Krämpfen, Herzklopfen, Schwindelgefühle, hoher Blutdruck, schlechte Durchblutung, Kribbeln in den Fingern, Verspannung in Magenhöhe und Magenschmerzen, Durchfall sowie Verstopfung

Leeresymptome

Nervosität, zerstreut und albern und dennoch unbeweglich, Schlaflosigkeit, häufiges Träumen; Herzklopfen und Herzbeschwerden, niedriger Blutdruck, schlechte Durchblutung, Kurzatmigkeit, beklemmendes Gefühl um die Brust, Mandelentzündungen, Schluckbeschwerden, Magenschmerzen, Rippenschmerzen

Maximalzeit	19–21 Uhr
Element	verteilendes Feuer
Sinnesorgan	Zunge
Geschmack	scharf
Gefühl	Lust und Freude
Farbe	rot
Energiepol	Yin
Ergänzender Meridian	Drei-Erwärmer-Meridian
Chakra	Herz-Chakra

Affirmationen
Mein Leben ist erfüllt von Freude und Glück.
Freude ist in mir und um mich.
Freude, Spaß und Lachen integrieren sich jeden Tag mehr in mein Leben.
Licht, Liebe, Lachen und Leben sind mir wichtig.

Der Drei-Erwärmer-Meridian

Verlauf des Meridians
Der Drei-Erwärmer-Meridian (3E) beginnt am äußeren Nagelwinkel des Ringfingers, zieht den Handrücken aufwärts, über den Unterarm, Ellenbogen, weiter über die hintere Schulter, steigt am hinteren Hals zum Ohr, verläuft um das Ohr herum und endet am äußeren Ende der Augenbraue.

Aufgabe des Meridians
Entsprechend seinem Namen erwärmt der Drei-Erwärmer-Meridian dreifach, d. h. den oberen, mittleren und unteren Teil des Rumpfes. Zugleich schützt und umspielt er das erste bis vierte Chakra, unterstützt das Lymphsystem und bringt die Energie des ganzen Körpers in Umlauf. Da er unser gesamtes seelisches Befinden beeinflußt, können wir uns auch seine enorme Wichtigkeit erklären, denn schließlich ist es unser Empfinden, das uns gut oder schlecht fühlen läßt.

Füllesymptome
Überempfindlichkeit, vor allem auf Temperaturschwankungen; Zahnfleischbluten, Zahnfleischrückgang (Parodontose), Hautausschlag, juckende Entzündungen u. a. in der Gebärmutter

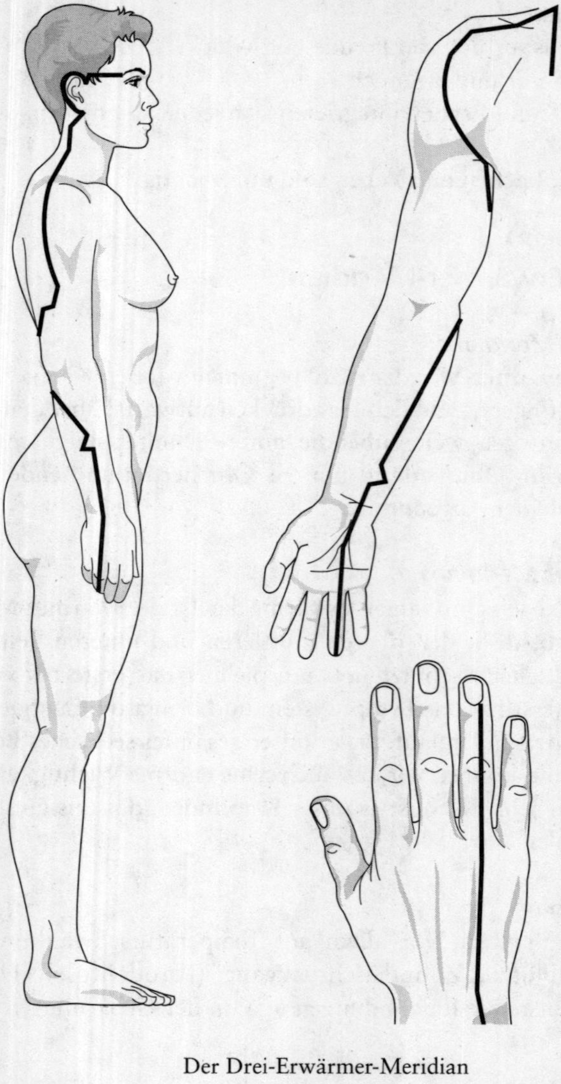

Der Drei-Erwärmer-Meridian

Leeresymptome

Mangel an Abwehrkräften, Anfälligkeiten für Erkältungen und Allergien; Zwangsvorstellungen, Kopfschmerzen (besonders im Hinterkopf und in den Schläfen), Schwindelgefühle, Taubheit, Ohrensausen, Schweißausbrüche, müde Augen, Schleudertrauma

Maximalzeit	21–23 Uhr
Element	verteilendes Feuer
Energiepol	Yin
Ergänzender Meridian	Kreislaufmeridian
Chakras	Basis-Chakra, Solar-Plexus-Chakra, Herz-Chakra

Affirmationen

Zur Unterstützung des Drei-Erwärmer-Meridians sind viele Affirmationen möglich, da der Meridian mit drei Chakras in Verbindung steht. Lassen Sie Ihrer Phantasie freien Lauf und schaffen Sie Affirmationen, die die Aspekte der Inneren Stärke (Basis-Chakra), der Inneren Harmonie sowie der Entfaltung der Persönlichkeit (Solar-Plexus-Chakra) und die Vitalität und Aktivität (Sexual-Chakra) unterstützen. Sie können auch folgende Affirmationen anwenden: Meine innere Stärke wächst von Tag zu Tag, sie schenkt mir Vitalität und inneren Frieden.

Innere Harmonie und Frieden sind meine ständigen Begleiter.

Ich bin von Tag zu Tag aktiver und vitaler.

Ich gebe mich dem Strom des Lebens hin. Friede beherrscht mein Gemüt.

Der Gallenblasenmeridian

Verlauf des Meridians

Der Gallenblasenmeridian (Gb) beginnt am äußeren Augenwinkel, geht zum Ohr und umkreist es bis zum Hinterkopf. Von hier läuft er zurück zur Stirn und parallel zur Mittellinie zurück zum Nacken, zieht dann über die Schulter nach vorne und auf der seitlichen Rumpfgegend zickzackartig zum Hüftgelenk, von dort über die Außenseite des Oberschenkels, bis zum äußeren Nagelbett der vierten Zehe.

Aufgabe des Meridians

Da der Gallenblasenmeridian in enger Beziehung zur Leber und zum Lebermeridian steht, beeinflußt er die Stoffwechselfunktionen grundlegend. Körperflüssigkeiten wie Insulin, Gallenflüssigkeit, Speichel und Magensäure werden durch ihn im Gleichgewicht gehalten. Demzufolge hat er für Diabetiker eine große Bedeutung.

An psychischen Qualitäten wird dem Gallenblasenmeridian Entschlußkraft zugeordnet.

Füllesymptome

Reizbarkeit, zuviel Verantwortung übernehmen, sich überarbeiten, grundlos in Eile sein; verspannte Muskeln, müde Augen, Heißhunger auf Süßes, Schwellung unter den Achseln, Halbseitenkopfschmerzen, Migräne, Gallensteine, Verstopfung

Leeresymptome

Erschöpfung, allgemeine Müdigkeit, nervliche Anspannung, ängstlich; leichter Schlaf, Schwindel, Ohrensausen, Schmerz am äußeren Augenwinkel, viel Fettgewebe trotz magerer Kost, müde Beine

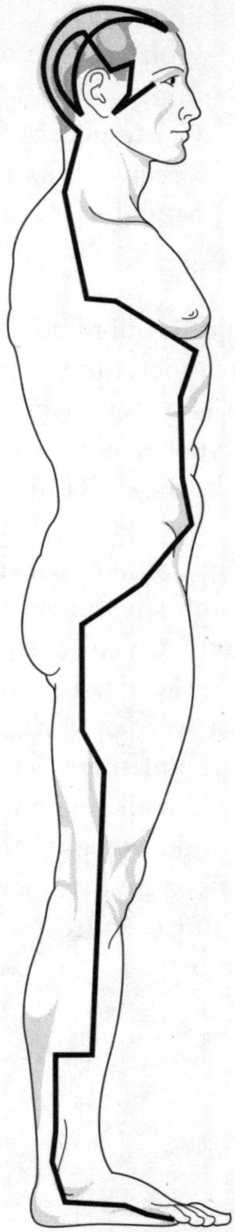

Der Gallenblasenmeridian

Maximalzeit	23–1 Uhr
Element	Holz
Energiepol	Yang
Funktion	Geistesgegenwart, Entschlußkraft
Ergänzender Meridian	Lebermeridian
Chakra	Sexual-Chakra

Affirmationen

Ich lasse die Vergangenheit freudig los.
Das Leben ist süß, und auch ich bin voll Süße (Louise Hay).
Mit der Süße hat Louise Hay den Aspekt zum Diabetiker angesprochen. Der »mentale Zucker« ist in diesem Fall die Affirmation, »ich bin voll Süße«, die dieser Krankheit das Tragische etwas nehmen kann.
Der 71. Punkt (Gallenblasenpunkt) wirkt u. a. auf Osteoporose, eine Knochenschwundkrankheit, unter der Millionen von Menschen leiden. Knochen haben psychischen Bezug zu Festigkeit und Erfüllung von Normen. Der Festigkeit steht die Flexibilität gegenüber, die affirmativ betont werden kann, um durch neue Gedankenmuster die Behandlung auf mentaler Ebene zu unterstützen.
Als Affirmationen können Sie anwenden:
Ich bin wohlstrukturiert und ausgeglichen (Louise Hay).
Ich akzeptiere Veränderungen und reagiere flexibel auf sie.
Meine Flexibilität macht mir Freude.
Ich bin flexibel und spontan.

Der Lebermeridian

Verlauf des Meridians

Der Lebermeridian (Le) zieht von der großen Zehe, an der Innenseite des Unter- und Oberschenkels zur Leistenbeuge und den äußeren Geschlechtsorganen, läuft von dort über die seitliche Region des Bauches und endet im Brustbereich im sechsten Zwischenrippenraum.

Aufgabe des Meridians

Der Lebermeridian ist zuständig für die Speicherung des Blutes und der Energie und reguliert das Qi. Da er auch zur Blutreinigung beiträgt, stärkt der Lebermeridian die Widerstandskraft gegen Krankheiten. Im psychischen Bereich ist der Lebermeridian für Wut und Zorn zuständig.

Füllesymptome

häufige Zornausbrüche, leicht aufbrausend, Starrköpfigkeit, ungeduldiges Arbeiten und leicht aus dem Gleichgewicht zu bringen, Hysterie; Frösteln, Bewegungsmangel, anfallweise Kopfschmerzen, schlechte Verdauung, Beschwerden an Prostata, Hoden, Eierstöcken, zu starker Konsum von Zucker und Alkohol

Leeresymptome

Kraftlosigkeit, mangelnde Entschlußkraft, Reizbarkeit, Unbeständigkeit, Unwichtiges zu ernst nehmen; rasche Ermüdung, Schwindelgefühle, Augen sehen gelblich aus, Bettnässen, Durchfall und Erbrechen, sexuelles Desinteresse

Maximalzeit	1–3 Uhr
Element	Holz
Energiepol	Yin
Gewebe	Sehnen, Muskeln

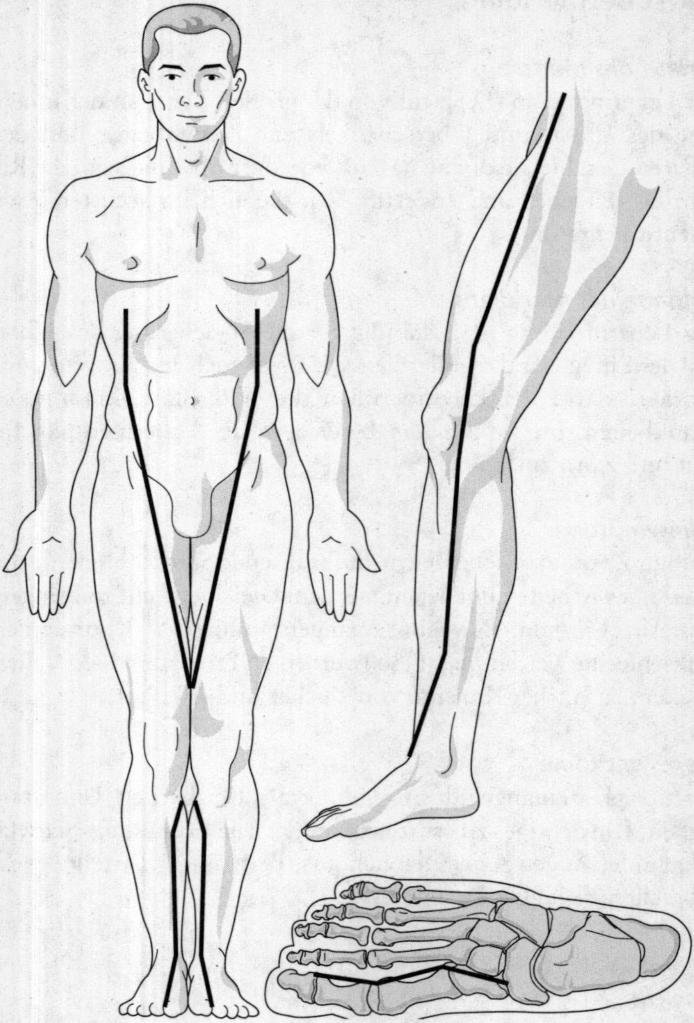

Der Lebermeridian

Sekrete	Tränen
Sinnesorgan	Auge
Geschmack	sauer
Jahreszeit	Frühling
Himmelsrichtung	Osten
Klima	Wind
Gefühle	Zorn, Wut
Farbe	Grün
Ergänzender Meridian	Gallenblasenmeridian
Chakra	Sexual-Chakra

Affirmationen

Entsprechend den körperlichen Entsprechungen (Auge, Muskeln) des Lebermeridians können Sie Affirmationen anwenden, die die Qualitäten des Sehens, der Aktivität und Beweglichkeit betonen:
Ich sehe und verstehe.
Ich lerne sehen und verstehen.
Ich lebe meine Aktivität positiv aus.
Es bringt mir Spaß und Freude, meine Beweglichkeit auszuleben.
Gerade heute sorge Dich nicht.
Ich trachte nach Liebe und finde sie überall (Louise Hay).

Das Konzeptionsgefäß

Neben den 12 Hauptmeridianen gibt es noch zwei Hauptgefäße, die eine übergeordnete Funktion in der Versorgung der Hauptmeridiane haben, das Konzeptions- und das Lenkergefäß. Beide Gefäße stehen nicht mit einzelnen Organen in Verbindung. Sie verlaufen entlang der Mittelachse und müssen nur einmal akupressiert werden.

Das Konzeptionsgefäß repäsentiert den weiblichen Teil oder die innere Frau in uns. Haben Sie ein Yang-Übergewicht festgestellt,

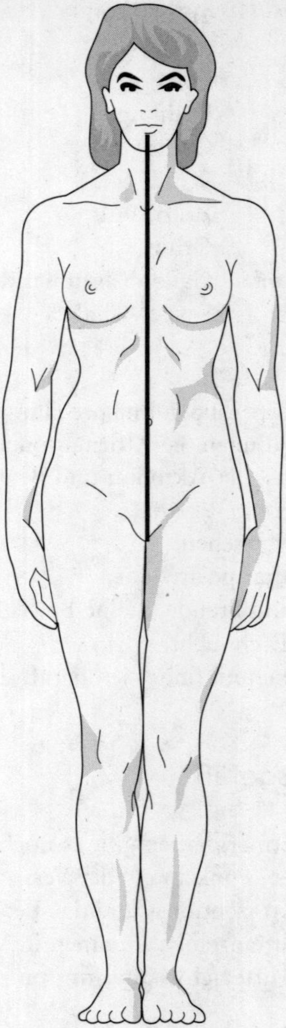

Das Konzeptionsgefäß

so können Sie zusätzlich das Konzeptionsgefäß, das dem Energiepol Yin zugeordnet ist, behandeln.

Verlauf des Meridians

Die Leitbahn beginnt am Perineum (zwischen äußeren Geschlechtsorganen und After) und verläuft in der vorderen Mittellinie über Bauch und Brust und endet am Mund.

Aufgabe des Meridians

Dieser Meridian kontrolliert die sechs Yin-Meridiane und wird als »Meer der Yin-Energie« bezeichnet. Das Konzeptionsgefäß koordiniert auch die verschiedenen Yin-Organe des Körpers (Milz, Pankreas, Leber, Niere, Lunge und Herz) und ist für die Behandlung aller gynäkologischen Erkrankungen wichtig. Da dieser Meridian das Empfangende repräsentiert, können im psychischen Bereich diese Qualitäten durch die Behandlung des Meridians gefördert werden. Ein wichtiger Punkt des Meridians ist der Punkt 16, auch »Brustpalast« genannt, der die Thymusdrüse aktiviert.

Chakras

Basischakra, Sexual-Chakra, Solar-Plexus-Chakra, Herz-Chakra und Kehl-Chakra

Affirmation

Ich akzeptiere die innere Frau in mir.

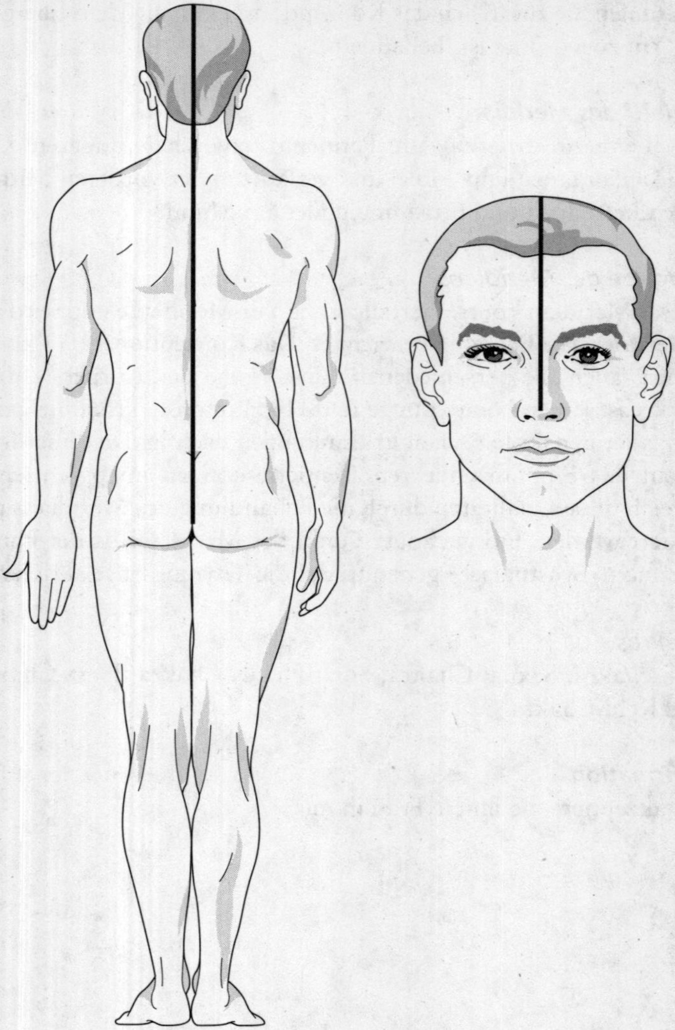

Das Lenkergefäß

Das Lenkergefäß

Das Lenkergefäß, das dem Energiepol Yang zugeordnet ist, repräsentiert den männlichen Teil oder den inneren Mann in uns. Haben Sie ein Übergewicht an Yin-Qualitäten festgestellt, so beziehen Sie das Lenkergefäß in Ihre Behandlung mit ein.
Auch andere Selbsthilfemaßnahmen beziehen das Konzeptions- und Lenkergefäß in die Behandlung mit ein. Beim Qi Gong z. B. werden diese beidenMeridiane durch Visualisierung (Vorstellungskraft) gestärkt, während beim Reiki am Ende jeder Behandlung ein Energieaufstrich gemacht wird. Man streicht dabei die Energie am Rücken bzw. am vorderen Rumpf im Abstand von 2 cm zum Körper von unten nach oben. Dieses Hochstreichen wirkt belebend und wurde kinesiologisch nachgewisen. Wenn jemand aus Ihrer Umgebung sehr deprimiert oder »down« ist und Sie ihn trösten wollen, hilft neben in den Arm nehmen und gutem Zuspruch auch das Hochstreichen der Energie von unten nach oben dieser beiden Meridiane. Sie brauchen den Körper nicht direkt zu berühren, es ist ausreichend, wenn dies mit ein bis zwei Zentimeter Abstand vom Körper geschieht.

Verlauf des Meridians

Der Meridian beginnt unterhalb des Steißbeins und verläuft über die Wirbelsäule zum Nacken, dann über die Mittellinie des Schädels zur Stirn und Nase bis zur Mitte der Oberlippe.

Aufgabe des Meridians

Das Lenkergefäß ist den sechs Yang-Meridianen übergeordnet und reguliert die Yang-Energien. Durch seinen ausgeprägten Einfluß auf die Funktionen des Zentralnervensystems hat er eine koordinierende und harmonisierende Wirkung auf alle Körperregionen und Organe.

Chakras
Basis-Chakra, das durch sämtliche Wurzeln aller Chakras nach oben läuft, bis zum Kronen-Chakra und Stirn-Chakra

Affirmation
Ich akzeptiere den inneren Mann in mir.

8 Wie Chakras unser Wohlbefinden beeinflussen

Das Wissen um die Funktion der Chakras hat die alternative Medizin auf höchst angenehme Art bereichert, indem Farben, ätherische Öle, Edelsteine und Klänge therapeutisch genutzt und zugleich die feinstofflichen Energiezentren aktiviert werden. Chakras sind Energieräder, die – sich drehend – in einer bestimmten Frequenz schwingen und einen Durchmesser von 5 bis 15 cm haben. Durch die Abbildungen der Chakras können Sie den Eindruck gewinnen, daß es sich um Energieräder von außerordentlicher Schönheit handelt, die mit unserer physischen Schönheit kaum zu vergleichen ist.
Das Qi wird von den Chakras aufgenommen, in die Meridiane weitergeleitet und wieder durch die Chakras geführt und kann als Aura, die jeden Menschen umgibt, wahrgenommen werden. Je stärker die Aura leuchtet und je klarer die Farben sind, desto stärker ist der energetische Schutz des Menschen. Die Chakras sind also sowohl Aufnahmeorgane für die vitale Lebensenergie als auch Abgabeorgan für die Verteilung der Energie. Sie steuern und harmonisieren den Energiefluß in verschiedenen Körperteilen und Organen und haben auch einen Einfluß auf die sieben Hormondrüsen, die die Lebensvorgänge in unserem Körper regeln.
In der folgenden Auflistung der Chakren sind die jeweiligen Hormondrüsen, die zu den einzelnen Chakras in Verbindung stehen, erwähnt. Wollen Sie mehr über einzelne Drüsen wissen, finden Sie im Kapitel »Medizinische und therapeutische Hinweise« genauere Informationen.

Durch die Chakras wird uns der Zusammenhang zwischen inneren und äußeren Symptomen klar, und die Weisheit der Taoisten, »innen wie außen, außen wie innen; oben wie unten, unten wie oben« macht deutlich, daß es keine wirkliche Trennung zwischen Innen und Außen gibt. Alles ist eins. Jedes Problem, das wir haben, spiegelt nur unseren Bewußtseinszustand in der Außenwelt wider. Ist unser Bewußtsein klar und friedlich, verschwindet das Problem. Letztendlich ist immer unser eigenes Wohlbefinden der Schlüssel zu unserem Glück. Indem wir uns mit unseren ungelösten Problemen auseinandersetzen, all das wahrnehmen, was uns blockiert und hemmt, setzen wir uns aktiv für unser Wohlbefinden ein. Vielleicht finden Sie in der Auflistung der Chakren in der Rubrik »Blockierter Zustand« Anregungen, die Ihnen möglicherweise Seiten aufzeigen, die sie daran hindern, die Fülle des Lebens wahrzunehmen.

Da es mir wichtig ist, die Verbindung zwischen den Chakren, Meridianen und den Akupunkturpunkten herauszuarbeiten, habe ich mich auf eine knappe Darstellung der Chakras beschränkt. So können Sie auf einen Blick erkennen, wie Sie durch Farben, Düfte und Steine sowie durch die Behandlung der Meridiane Ihre Chakras unterstützen können. Verwenden Sie Steine, sollten Sie diese regelmäßig reinigen, da sie als Transformatoren, bestimmte Schwingungen anziehen und negative Energie aus unserem Energiefeld abstoßen.

Beziehen Sie die Chakras mit ein in Ihre Behandlung. Gehen Sie von der Schmerzzone Ihrer Beschwerden aus, können Sie z. B. bei Magenschmerzen das Solar-Plexus-Chakra durch den Bernstein oder Zitrin, durch ein Lavendel-Duftöl und die Farbe Gelb aktivieren. Da auch die zu dem Chakra angegebenen Meridiane aufgeführt sind, können Sie sich zusätzlich die entsprechenden Punkte auf dem Magenmeridian, dem Milz-Pankreas-Meridian und dem Drei-Erwärmer-Meridian aussuchen und akupressieren.

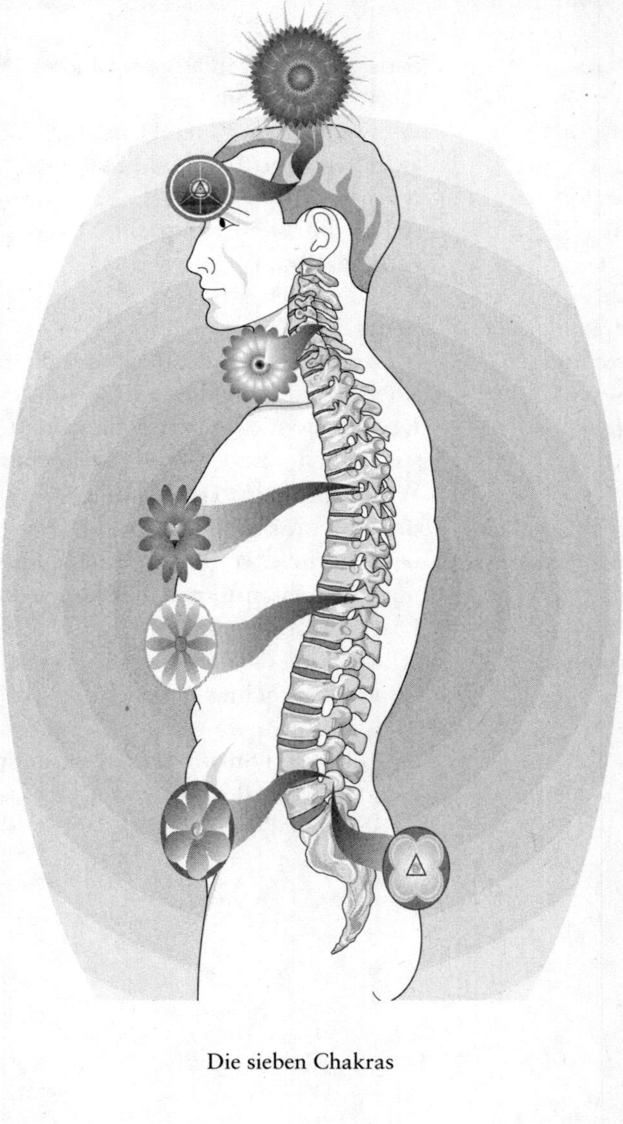

Die sieben Chakras

Das Basis-Chakra

Namen:	Sanskritname: Muladhara-Chakra (Muladhara = Quelle/Sitz) andere Namen: Wurzel-Chakra, 1.Chakra
Sitz:	zwischen Kreuzbein- und Steißbein
Farbe:	feurig-rot
Steine:	Achat, Blutstein, Blutjaspis, Granat, Rote Koralle, Rubin
Klang:	Ton C und D
Aroma:	Zeder, Nelke
Meridiane:	Nieren-, Blasen-, Dickdarmmeridian
Drüsen:	Keimdrüsen, Hoden und Eierstöcke
Aufgabe:	Urvertrauen, Durchsetzungskraft, ursprüngliche Lebensenergie, körperlicher Wille zum Sein, Lebenswille. »Gott ist in uns und wir sind in ihm.«
Blockierter Zustand:	Unsicherheit, wenig körperliche und seelische Widerstandskraft, das Leben wird als Last und Bürde angesehen.
Affirmationen:	Ich vertraue der Existenz und Gott und erfreue mich meines Lebens! Alles ist gut! Ich fühle den Strom der Lebensenergie in mir und freue mich über meine Existenz. Es ist gut, daß es mich gibt.

Das Sexual-Chakra

Namen:	Sanskritname: Svadisthana-Chakra (Svadisthana = Behausung/Wohnung) andere Namen: Sexual-Chakra, 2. Chakra, Kreuzzentrum
Sitz:	zwischen dem 5. Lendenwirbel und dem Kreuzbein
Farbe:	orange
Steine:	Karneol, Mondstein
Klang:	Ton D
Aroma:	Ylang-Ylang, Sandel
Meridiane:	Leber-, Gallenblasen- und Dünndarmmeridian
Drüsen:	Nebennierendrüsen
Aufgabe:	Sinnlichkeit, Kreativität, Staunen, Begeisterung, Sexualtrieb, Genußtrieb, mit dem Leben fließen, Vitalität
Blockierter Zustand:	Zurückweisung oder Überbewertung der Sexualität
Affirmationen:	Meine Vitalität macht mir Freude. Ich fließe mit dem Leben. Meine Sexualenergie steht im Einklang mit meinen wahren Bedürfnissen. Ich genieße die Freuden des Lebens. Jeden Tag lerne ich ein bißchen mehr, meine Kreativität zu leben.

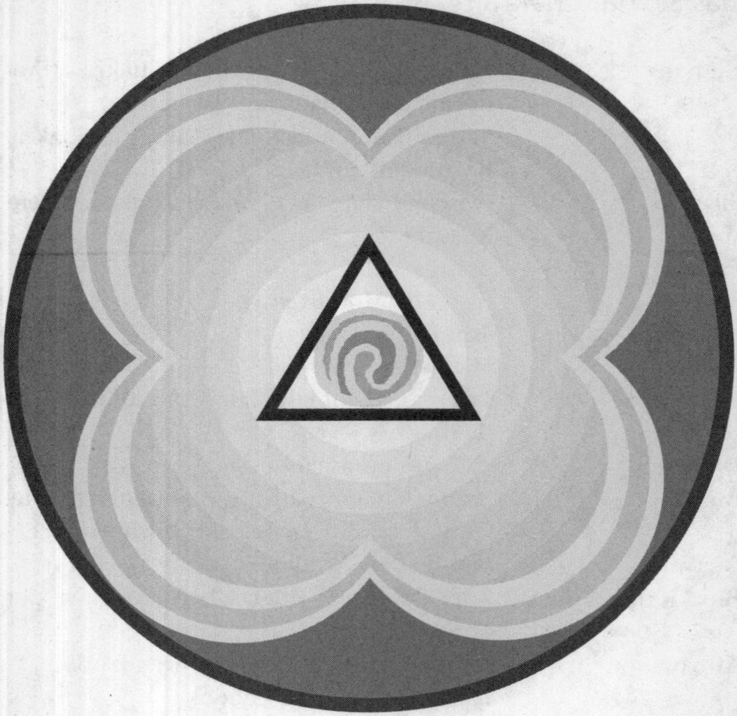

Das Basis-Chakra, 1. Chakra

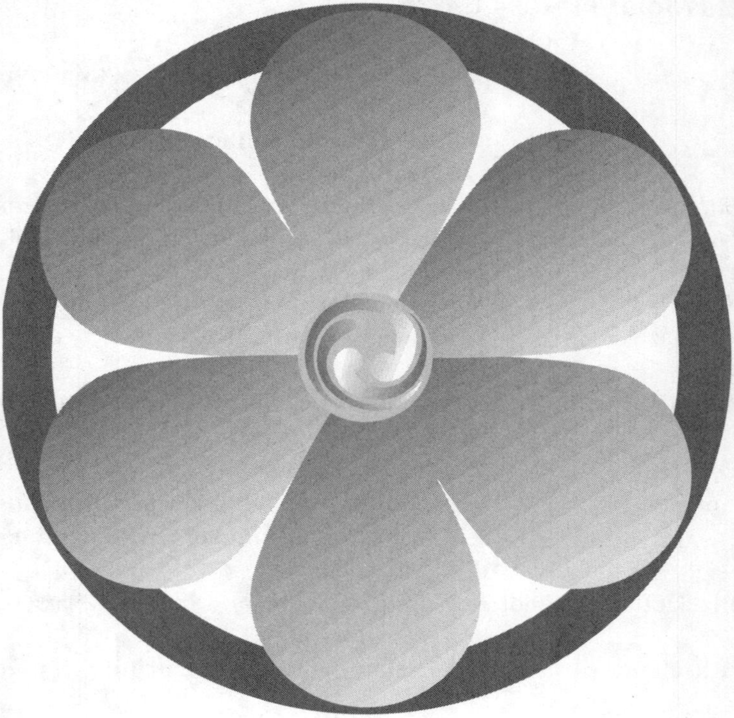

Das Sakral-Chakra, 2. Chakra

Das Solar-Plexus-Chakra

Namen:	Sanskritname: Manipura-Chakra (Manipura = Nabel) andere Namen: Sonnengeflecht, Nabel-Chakra, 3. Chakra
Sitz:	etwas oberhalb des Nabels, zwischen dem 12. Brustwirbel und dem 1. Lendenwirbel
Farbe:	gelb bis goldgelb
Steine:	Tigerauge, Bernstein, Zitrin, Edeltopas
Aroma:	Lavendel, Rosmarin, Bergamotte
Klang:	Ton E
Meridiane:	Magenmeridian, Milz-Pankreas-Meridian, Drei-Erwärmer-Meridian
Drüse:	Bauchspeicheldrüse
Aufgabe:	Verarbeitung von Gefühlen und Erlebnissen, Sympathien, Antipathien, Entfaltung der Persönlichkeit
Blockierter Zustand:	Ruhelosigkeit, fehlende innere Gelassenheit, Macht ausüben
Affirmationen:	Mein Selbst entwickelt sich in Freiheit und Schutz. Ich ruhe gelassen in meiner Mitte. Alles ist gut. Ich ziehe die Menschen an, die meinen Heilungsprozeß fördern. Ich ziehe die Menschen an, die mich lieben und verstehen. Ich finde meinen Ruhepol in mir selbst.

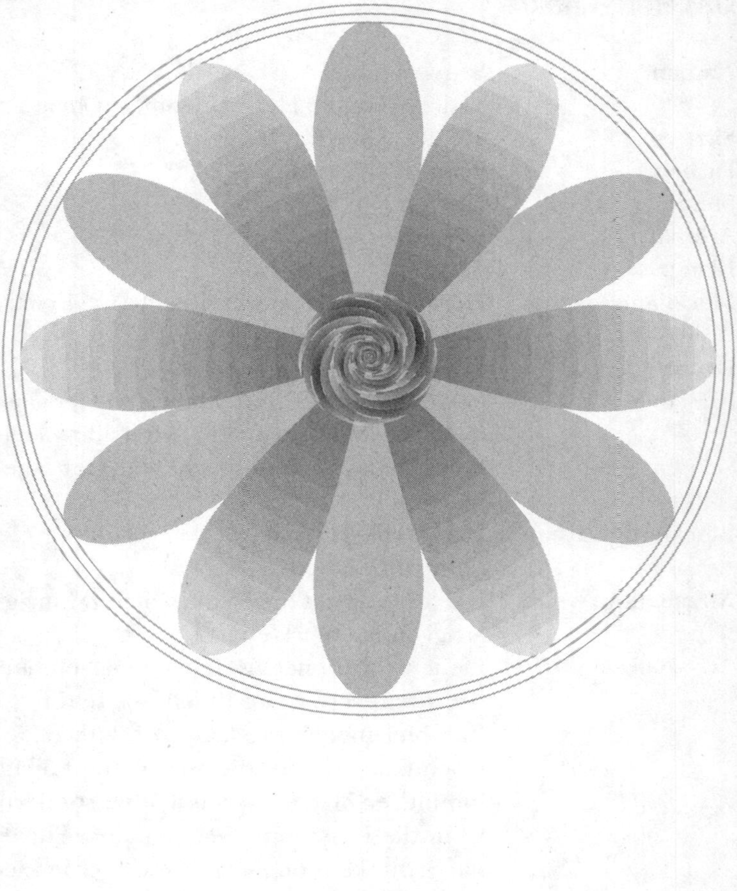

Solar-Plexus-Chakra, 3. Chakra

Das Herz-Chakra

Namen:	Sanskritname: Anahata-Chakra, andere Namen: Herzzentrum, 4. Chakra
Sitz:	auf der Höhe des Herzens
Farben:	grün, auch rosa und gold
Steine:	Smaragd, Jade, Rosenquarz
Aroma:	Rosenöl
Klang:	Ton F
Meridiane:	Herz- und Kreislaufmeridian, Drei-Erwärmer-Meridian
Drüse:	Thymusdrüse
Aufgabe:	Göttliche Liebe, Entfaltung der Herzensqualität, Mitempfinden, Hingabe, Heilung, Weltliebe, Menschenliebe, Gottesliebe
Blockierter Zustand:	Herzlosigkeit, erwartet Anerkennung für seine/ihre Liebe
Affirmation:	Ich vertraue auf die Schönheit und Einzigartigkeit meiner Liebe. Liebe sollte immer als Geben und Nehmen begriffen werden und nicht als selbstlose Aufopferung. Nur so kann sich wahre Liebe entfalten. Liebe, die nur gibt und nicht nimmt, erfolgt nicht aus Liebe, sondern kann die Folge einer verzweifelten Suche nach Anerkennung sein. Diese Art von Liebe macht unfrei, da sie Gegenleistungen erwartet, die meistens nicht erfüllt werden können.

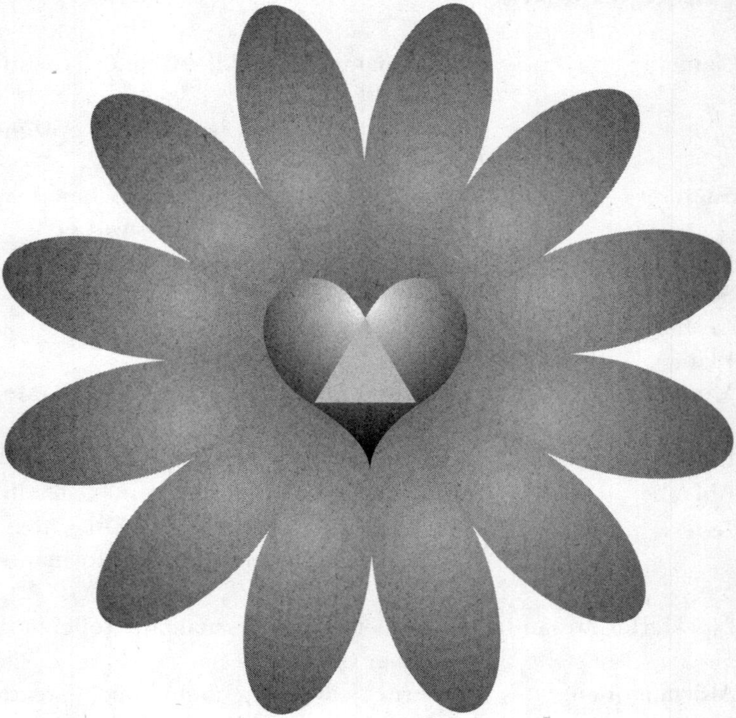

Herz-Chakra, 4. Chakra

Das Kehl-Chakra

Namen:	Sanskritname: Vishuddha-Chakra (visshuda = rein) andere Namen: Hals-Chakra, Kehlkopfzentrum, 5. Chakra
Sitz:	In der Höhe des Kehlkopfes, zwischen dem 7. Halswirbel und dem 1. Brustwirbel
Farben:	hellblau, auch silbrig und grünlich blau
Steine:	Türkis, Chalcedon
Aroma:	Salbei, Eukalyptus
Klang:	Ton G
Meridiane:	Lungenmeridian und Drei-Erwärmer-Meridian
Drüsen:	Schilddrüse und Nebenschilddrüse
Aufgabe:	Kommunikation, Selbstausdruck, Unabhängigkeit, Phantasie, Ideen, Einsichten, Wahrnehmung, Vermittler von Informationen
Blockierter Zustand:	übertriebene Intellektualität, reflektiert nicht über Gefühle
Affirmationen:	Ich lerne jeden Tag mehr, mich auszudrücken. Ich lerne und verstehe. Ich lerne und verstehe und höre zu. Ich lerne durch Zuhören. Ich bin reich an Phantasie. Ich werde verstanden. Ich lerne, mich liebevoll auszudrücken. Ich lerne, liebevoll zu sagen, was ich fühle und denke.

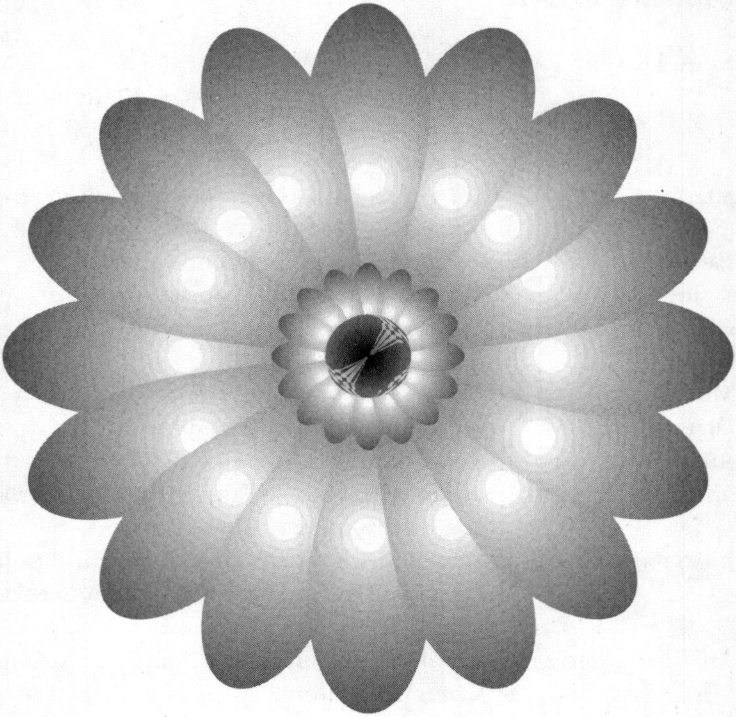

Das Kehl-Chakra, 5. Chakra

Das Stirn-Chakra

Namen:	Sanskritname: Ajna-Chakra andere Namen: Drittes Auge, Befehl-Chakra, Inneres Auge, Auge der Weisheit, 6. Chakra
Sitz:	auf der Stirn, etwas höher als die Augenbrauen.
Farben:	indigoblau, auch gelb und violett
Steine:	indigoblauer Saphir, Lapislazuli
Aroma:	Minze, Jasmin
Klang:	Ton A
Meridiane:	Blasen- und Magenmeridian
Drüsen:	Hirnanhangdrüse (Hypophyse)
Aufgabe:	Geisteskraft, Intuition, Erkenntnisfunktion, Manifestation, Wahrnehmung, plötzliche Erkenntnisse, höhere Einsicht
Blockierter Zustand:	Macht wird demonstriert, Versuch, durch Gedankenkraft zu beeinflussen, Kopflastigkeit
Affirmationen:	Ich stehe in Verbindung mit dem kosmischen Bewußtsein. Ich vertraue auf meine Eingebung. Ich vertraue meiner Intuition.

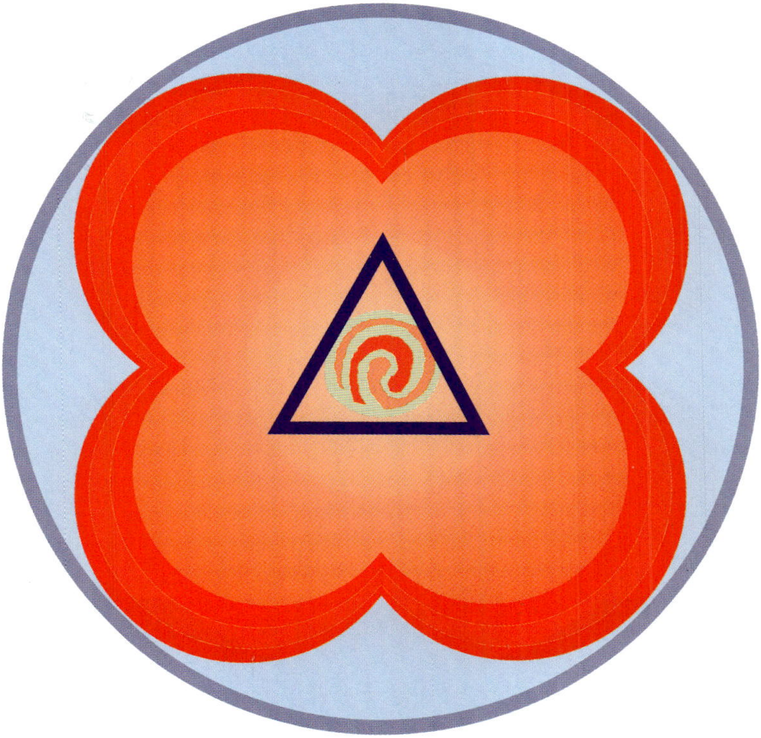

Das Basis-Chakra, 1. Chakra

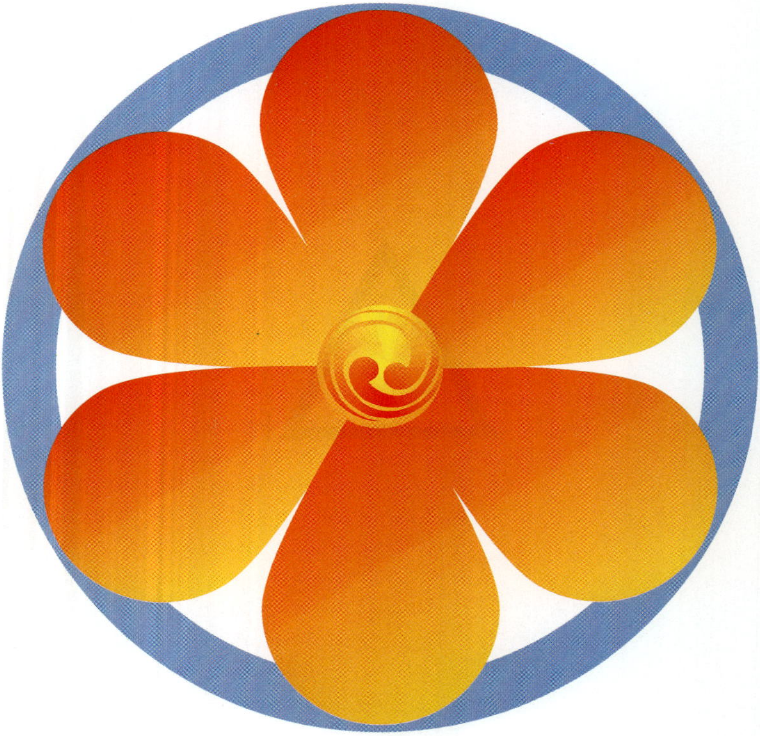

Das Sakral-Chakra, 2. Chakra

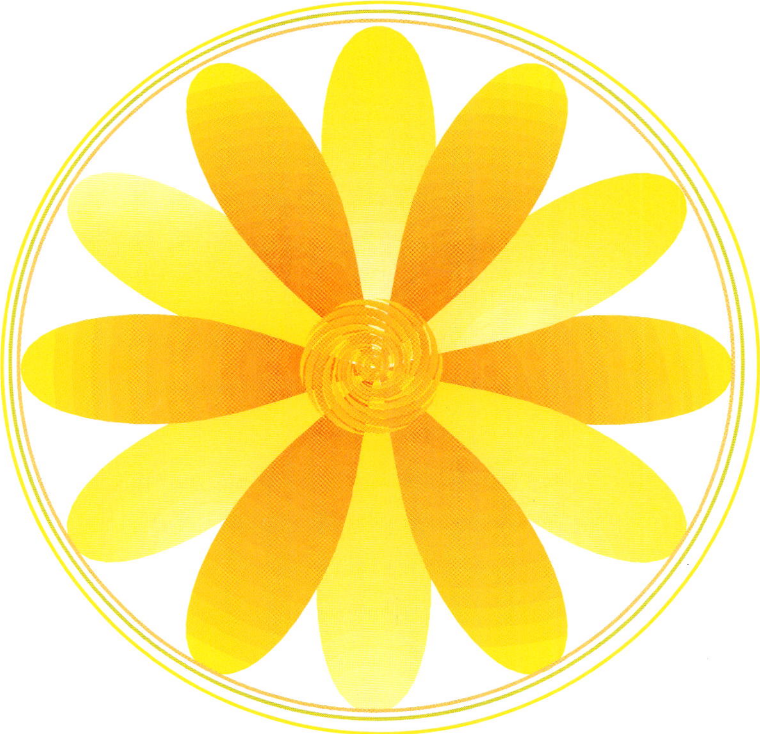

Solar-Plexus-Chakra, 3. Chakra

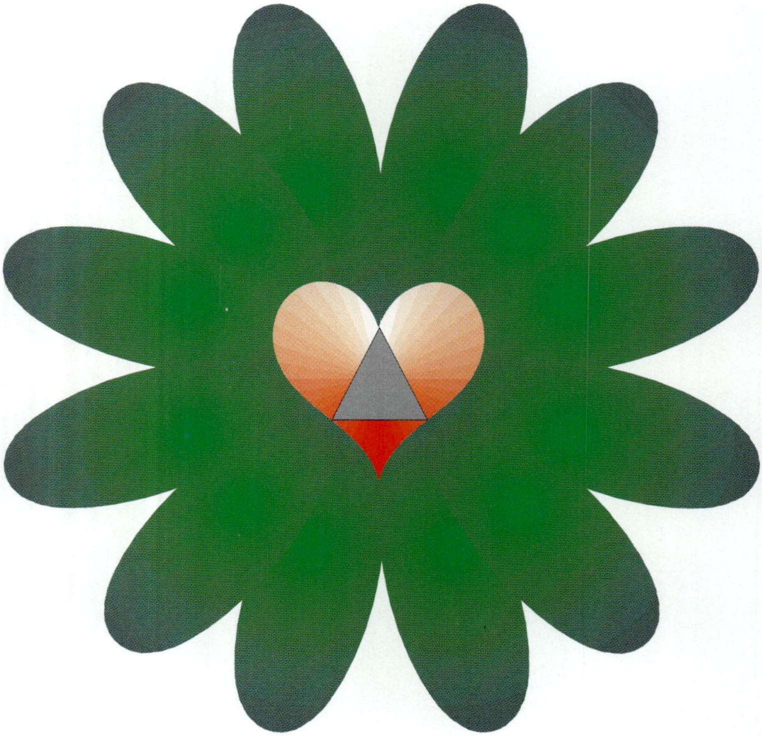

Herz-Chakra, 4. Chakra

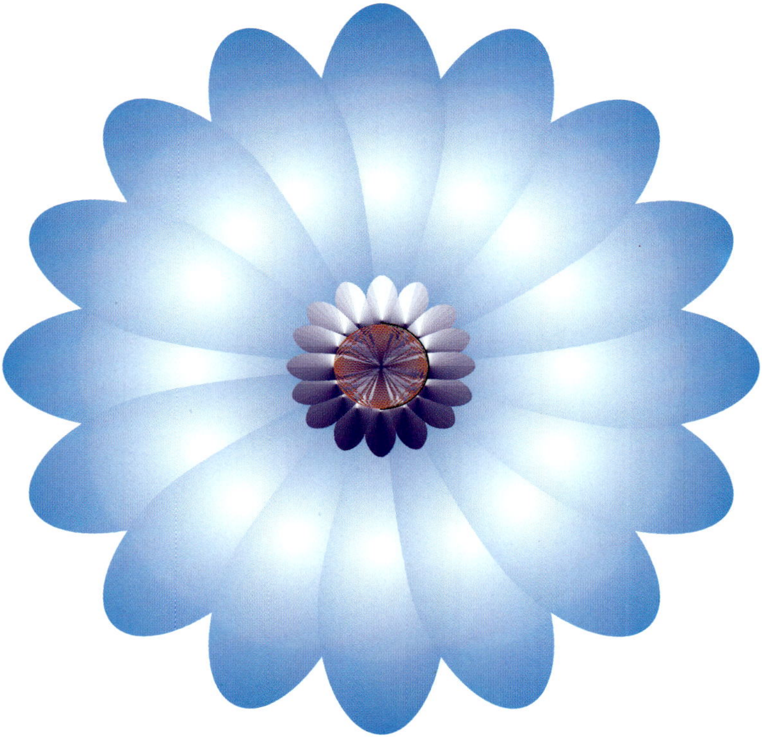

Das Kehl-Chakra, 5. Chakra

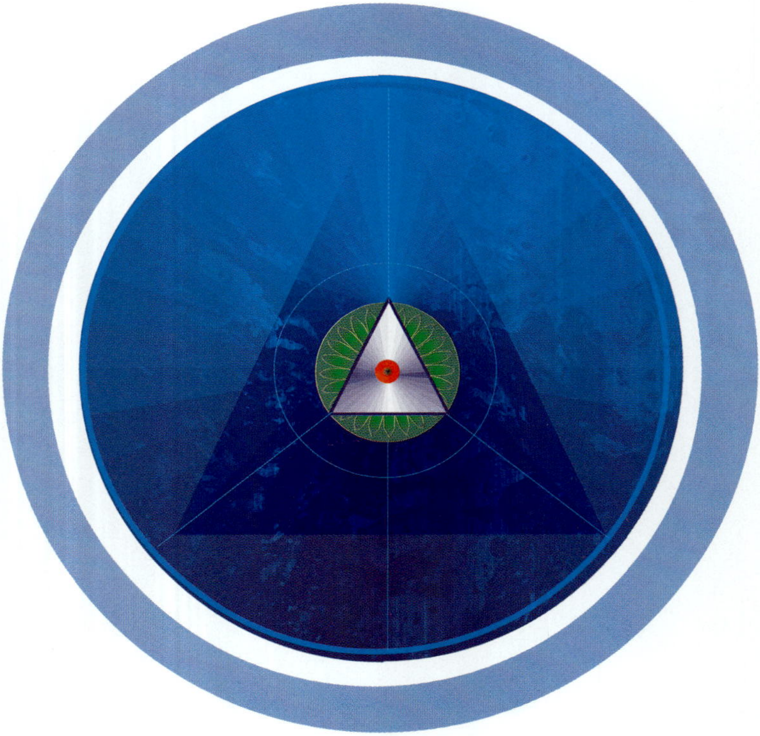

Das Stirn-Chakra, 6. Chakra

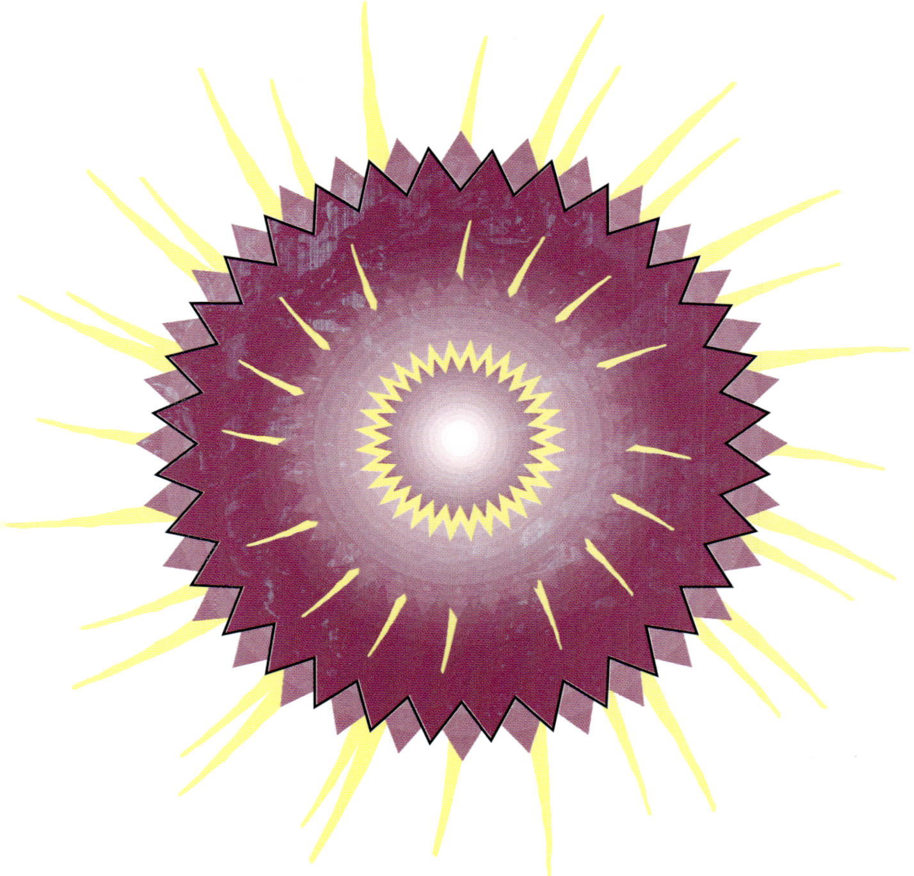

Das Kronen-Chakra, 7. Chakra

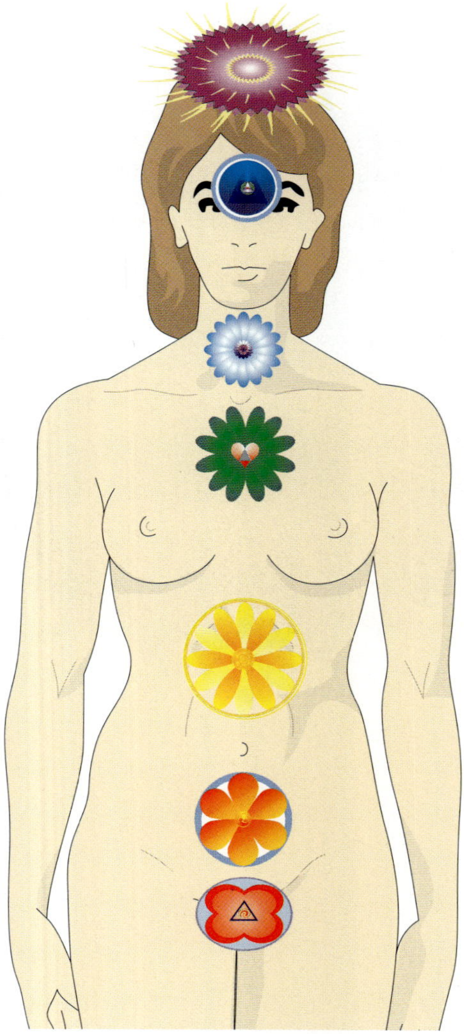

Die sieben Chakras und ihre Verbindung zum physischen Körper

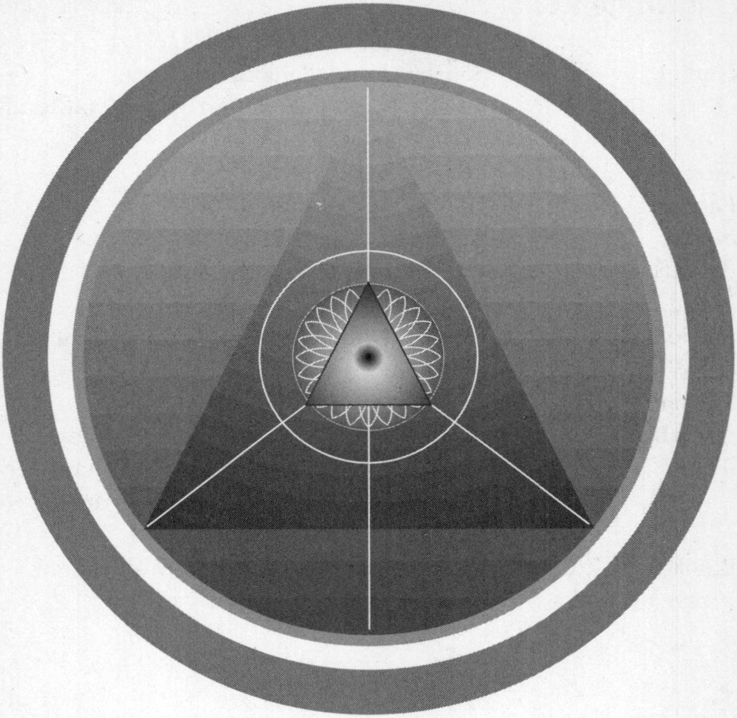

Das Stirn-Chakra, 6. Chakra

Das Kronen-Chakra

Namen:	Sanskritname: Sahasara-Chakra, andere Namen: Scheitelzentrum, tausendblättriger Lotus, 7. Chakra
Sitz:	Oberer Kopf, Scheitel
Farben:	violett, weiß und gold
Steine:	Amethyst und Bergkristall
Aroma:	Lotus und Olibanum – Weihrauch
Klang:	Ton H
Meridiane:	Lenkergefäß, alle Yang-Meridiane, Blasenmeridian
Drüsen:	Zirbeldrüse, Epiphyse
Aufgabe:	Vollendung, Gottesbewußtsein, höchste Erkenntnis durch direkte innere Schau, Vereinigung mit dem All-Seienden, universelles Bewußtsein
Blockierter Zustand:	Nicht-öffnen für spirituelle Wahrheiten.
Affirmation:	Gott und ich sind eins.

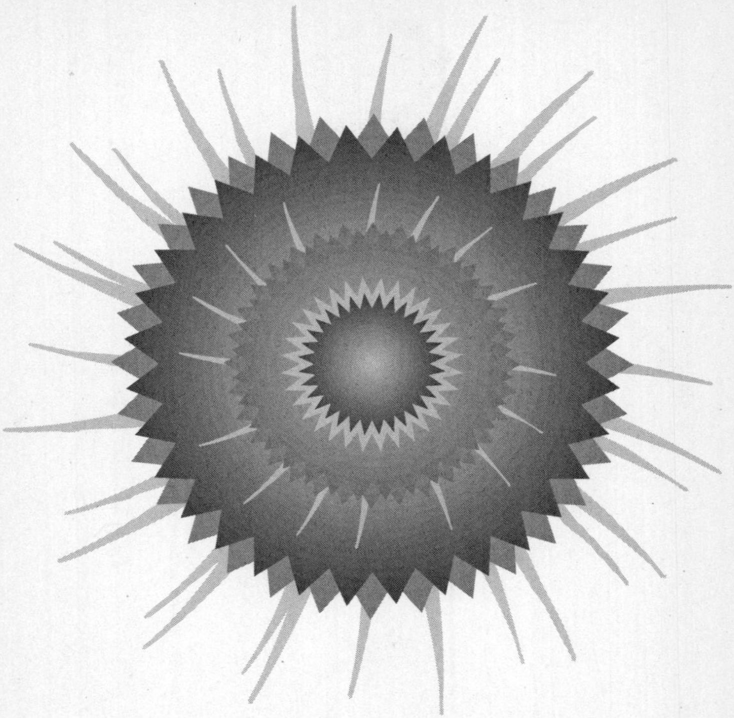

Das Kronen-Chakra, 7. Chakra

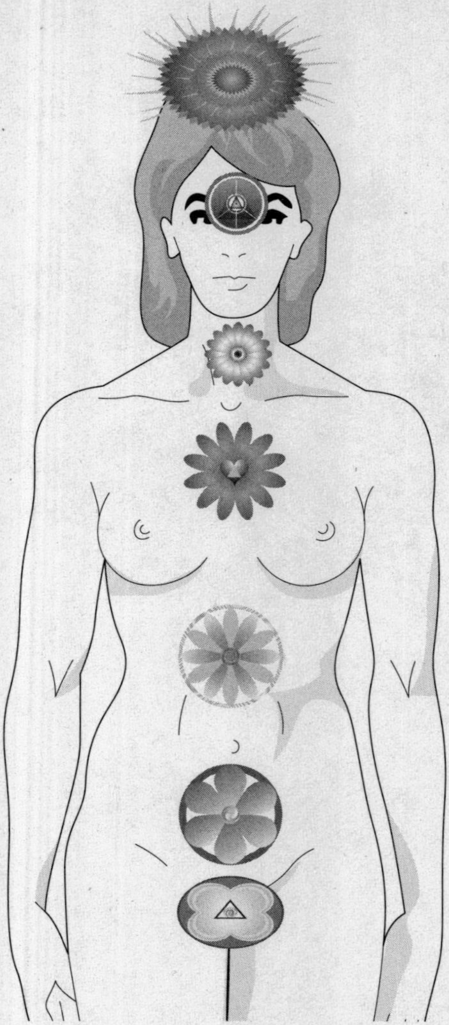

Die sieben Chakras und ihre Verbindung zum physischen Körper

9 Medizinische und therapeutische Hinweise

A

Akne: Pusteln und Pickel auf der Haut, vor allem durch hormonelle Umstellung (Pubertät) oder durch falsche, schlechte Ernährung bedingt.

Therapie:
– Punkte: 33, 34

Allergie: Überempfindlichkeit gegen bestimmte Stoffe, z. B. Nahrungsmittel, Blütenpollen oder Tierhaare. Oft kommt durch eine Allergie auch eine unbewußte Abneigung gegen eine bestimmte Substanz zum Ausdruck.

Bei einer Allergie gegen Tierhaare werden oft die Seiten von Aggression und Sexualität nicht gelebt.

Hundehaare weisen auf die Verdrängung der aggressiven Seite der Sexualität hin, Katzenhaare hingegen symbolisieren die weibliche Seite der Sexualität, Weichheit und Anschmiegsamkeit.

Therapie:
- Punkt 34
- die gemiedenen Bereiche bewußt aufnehmen und nicht zu Feinden erklären.

Affirmationen: Ich schließe Frieden mit allem, was ist. Ich bin in Frieden eins mit allem Leben.

Anabolismus: Herstellung organischer Moleküle, die reich an Energie sind.

Angina: Akute Gaumenmandelentzündung.
Therapie:
- Punkte: 22, 23, 26
- Abwehrsystem stärken; siehe auch Kehl-Chakra.

Angina pectoris: Schmerzen im Brustkorb, die Sekunden bis Minuten anhalten und durch körperliche Anstrengung, Aufregung und Kälte ausgelöst werden. Atemnot und Todesangst sind Begleiterscheinungen. Dauernde Schmerzen sind Vorstufen zum Herzinfarkt.
Therapie:
ärztliche Behandlung erforderlich, als Begleitbehandlung:
- Punkt 21
- Bachblüten gegen Angst
  siehe auch Herz-Chakra und Herzmeridian

Affirmation: Gerade heute sorge dich nicht.

Armneuralgien: Schmerzen, die auf das Anwendungsgebiet eines Nervs und der Schulter beschränkt sind.
Therapie:
- Punkt 21; siehe auch Blasenmeridian wegen Verbindung beider Nervensysteme.

Affirmation: Ich entspanne meine Arme (Beine etc.).

Arthritis:	Gelenkentzündung in Kapsel, Knorpel und Knochen. Oft kann bei Menschen, die zu arthritischen Erkrankungen neigen, eine ausgeprägte Kritiksucht beobachtet werden. *Therapie:* – Punkt 55 bei Arthritis in den Handgelenken, – Punkt 24 bei Arthritis im Kiefergelenk, – Punkt 30 Affirmation: Ich beschließe, mich und andere zu lieben und zu akzeptieren.
Asthma:	Anfallsweise auftretende Atemnot, die mit großer Angst einhergeht. Aus ganzheitlicher Sicht hat Asthma vor allem bei Kindern mit einem überentwickelten Gewissen zu tun. *Therapie:* – Punkt 60 – Punkte: 3, 9, 14, 16, 21, 52, 55 für asthmaähnliche Erscheinungen – Bachblüten: Aspen, Mimulus (gegen die Angst), Pine (gegen die Schuldgefühle) – Luftkur ohne die Familie
Augendruckkrankheit:	Auf der Augeninnenwand lastender Druck, der zu schlechtem Sehen und Augenbeschwerden führt. *Therapie:* – Punkte: 2, 4, 18, 34, 49 – Affirmation: Ich schaue in Liebe nach innen.

Bauchspeicheldrüse:	Eine Hormondrüse, die das vegetative Nervensystem steuert und durch die Bildung des Insulins, das den Zuckerhaushalt reguliert, für die Verdauung eine wichtige Bedeutung hat. Steht auch in Wechselwirkung mit den Hormonen der Schilddrüse und Nebenschilddrüse. Das Solar-Plexus-Chakra (3. Chakra) steht mit der Bauchspeicheldrüse in Verbindung.
Bindehautentzündung:	Rötung und Schwellung der Bindehaut, die durch äußere Reize (Staub) oder durch innere Reizung (Bakterien und Viren) hervorgerufen wird. *Therapie:* – Punkte: 3, 18, 21, 34, 42, 45, 64, 67 – kalte Kamillenumschläge (Teebeutel) auf die geschlossenen Augen legen, ausruhen und nach innen sehen. – Affirmation: Ich schaue mir meine Konflikte bewußt an.
Borderliner:	Englisch = Grenze, Linie; psychiatrische Krankheitsbilder, die zwischen neurotischer und psychotischer Persönlichkeitsstörung liegen. Bei zugrundeliegender Ich-Schwäche und Identitätsstörungen unterscheidet sich das Borderliner-Syndrom von den psychotischen Krankheitsformen durch eine relativ intakte Fassade, manchmal sogar überkompensierte und brillierende Ich-Funktion. Es besteht die Bereitschaft zu kurzen psychotischen Episoden, aber auch zu neurotischen Reaktionen.

Therapie:
- gehört in die Hände eines sehr erfahrenen und sehr liebevollen Therapeuten. Punkt 50 hat möglicherweise Einfluß.

Bronchitis: Entzündung der Bronchialschleimhaut
Therapie:
- Punkte: 7, 8, 19, 21, 37, 50, 58
- Behandlung des Herzchakras, Lungenmeridians
- Qi anregen
- Affirmation: Ich erkläre Frieden und Harmonie in mir und um mich (Louise Hay).

Brustfellentzündung: Entzündung des Rippenfells, hervorgerufen durch Lungenentzündung oder durch Verschleiß einer Arterie (Embolie).
Therapie:
- Punkt 19
- Qi anregen
- Herz- und Solar-Plexus-Chakra behandeln.

D

Depression: Gefühl von Traurigkeit und Ausweglosigkeit, begleitet von einem großen Schlafbedürfnis, Antriebsarmut, Appetit- und Libidoverlust, Schlafstörungen, Schuldgefühlen, Gefühl der Wertlosigkeit; Störung der Vitalfunktionen.
Therapie:
- Punkte: 7, 9, 16, 37, 54
- Bachblüten: Pine, Mimulus, Larch

Diphtherie: Infektionskrankheit, die sich im Mund, Rachen und Kehlkopf durch Schluckbeschwerden und mäßiges Fieber (38–39°) äußert, und bei Fortschreiten Auswirkungen auf Herz, Nieren und Nebennieren (siehe Chakra und Herzmeridian) haben kann. Bitte Krankheit nur im Anfangs- oder Endstadium behandeln!

Therapie:
- Punkt 19

Durchfall: Ernährungs- oder klimabedingte Entzündung im Darm, die sich durch Stuhlgang in flüssiger Form äußert. Eventuell werden zu viele Eindrücke aufgenommen, Eindrücke fallen unverdaut hindurch.

Therapie:
- Punkte: 11, 13, 14, 19, 34, 36, 39, 47, 48, 50, 55, 64, 78, 78

Dyshidrosis: Störung der Schweißabsonderung, die zu juckenden Bläschen an den Händen und an den Füßen führt. Gefahr für Zweitinfektion (Lymphangitis).

E

Ekzem: Juckender, schubweise auftretender Hautausschlag; oft Ausdruck dafür, daß Sie etwas juckt oder ärgert.

Therapie:
- Punkte: 21, 26, 34, 64, 77; Ekzem im Gesicht; Punkt 49
- dieses Gefühl integrieren

Epilepsie: Fallsucht; Anfallserscheinungen mit Bewußtseinstrübung bzw. Bewußtlosigkeit durch Gehirnerkrankung oder hirnorgani-

sche Veränderung. Bei jedem Anfall werden Gehirnzellen zerstört. Emotionale Aspekte: Gefühl, verfolgt zu werden, Gewalt gegen sich selbst.
Therapie:
- Punkte: 7, 59, 61
- Affirmation: Ich selbst bin ewig und freudig im Frieden.

Emphysem: Luftansammlung im Gewebe, meist in der Lunge, die durch Erweiterung der Lungenbläschen (Asthma, Rauchen) hervorgerufen wird; auch Lungenblähung genannt.
Therapie:
- Punkte: 16, 20

Epiphyse: Zirbeldrüse, sondert Melatonin ab, die die Prolaktin-Synthese steuert. Prolaktin setzt nach vorheriger Wirkung von Östrogen und Progesteron die Milchbildung in Gang. Neuerdings wird die Zirbeldrüse als zentrales Regelorgan der inneren Zeitsteuerung gesehen. Das Basis-Chakra (1. Chakra) sowie das Sakral-Chakra (2. Chakra) stehen mit der Epiphyse in Verbindung.

Erotomanie: Liebeswahn; unwiderstehliche meist platonische Liebe zu einer unerreichbaren Person oder der Glaube (»Wahn«), von dieser Person geliebt zu werden.
Therapie:
- Punkt 13

F

Frigidität: mangelnde sexuelle Lust bei Frauen, aus Streß und anderen Gründen immer häufiger vorkommend.

Therapie:

- Punkt 50

G

geistige Präsenz, getrübte: Fehlende Geistesgegenwart, geistig komplett abwesend sein.

Therapie:

- Punkte: 2, 64, 67

grauer Star: Trübung der Augenlinse (Katarakt) durch verschiedene Ursachen. Der Blick ist getrübt, man macht die Rolladen dicht.

Therapie:

- Punkte 24, 57, 65, 67
- nach innen schauen
- Affirmation: Das Leben ist ewig und von Freude erfüllt.

grüner Star: Augenkrankheit, die durch Erhöhung des Augeninnendrucks entsteht.

Verletzte Gefühle; die Weite des Lebens geht verloren, Unversöhnlichkeit.

Therapie:

- Punkte: 2, 4, 18, 34, 49
- Tränen freien Lauf lassen
- Affirmation: Ich sehe mit Liebe, Vergebung und Zärtlichkeit (Louise Hay).

H

Herpes simplex: Entzündliche Viruskrankheit mit juckendem, bläschenartigem Hautausschlag an Lippen, Nase und äußeren Geschlechtsteilen.

Therapie:

- Punkt 21
- Punkte 1, 21 bei Herpes an den Lippen

Herpes zoster: Entzündliche Viruserkrankung, mit einseitigem, sehr schmerzhaftem Hautausschlag im Verlauf der Nervenbahnen (Gürtelrose); wird ausgelöst durch den Windpockenvirus, der durch seelische Überforderung und körperliche Überanstrengung aktiviert werden kann und entlang der Nervenfasern aufsteigt.

Gürtelrose weist auf innere Spannung und Autoaggression hin.

Therapie:

- Punkte: 21, 37, 56
- Affirmation: Ich akzeptiere und entspanne mich.

Heuschnupfen: Allergisch bedingter Schnupfen mit Niesattacken, Bindehautentzündung und Asthmaanfällen.

Emotionale Aspekte: Schuldgefühle, emotionale Stauung, Glaube, verfolgt zu werden.

Therapie:

- Punkte: 2, 34
- Reikimentalbehandlung mit Affirmation: Ich bin eins mit allem Leben. Ich bin in Sicherheit.

Hexenschuß Ischias): Krampfartiger, sehr heftiger Schmerz in der unteren Wirbelsäule, u. a. durch Vorfall der Bandscheiben, Nervenzerrung, finanzielle Sorgen und Angst vor der Zukunft.

Therapie:

- Punkte: 44, 54, 61, 65, 73
- Bettruhe, später nach Besserung des Allgemeinzustandes, Stärkung der Beckenmuskulatur durch gymnastische Übungen und Massage
- Affirmation: Ich bin sicher und geborgen. Gott ist überall (Louise Hay).

Hirnprellung: Durch äußere Verletzung hervorgerufen,

Therapie:

- viel Ruhe, Punkt 63

Hormone: Botenstoffe, die von den Hormondrüsen (Hypophyse, Epiphyse, Schilddrüse, Thymusdrüse, Bauchspeicheldrüse, Nebennieren, Keimdrüsen und Eierstöcke) in die Blutbahn abgegeben werden. Neben dem Nervensystem ist das Hormonsystem wichtig für das geordnete Zusammenspiel aller Körperfunktionen.

Jede Hormondrüse steuert eine Vielzahl körperlicher Vorgänge (siehe einzelne Drüsen). Die Chakras haben Verbindung zu den Drüsen.

Hypersensibilität: Überempfindlichkeit, Sensibilitätsstörungen

Therapie:

- Punkt 39

Hypochonder: Eingebildeter Kranker; man hat dieses und

jenes, es können jedoch keine organische Fehlfunktionen festgestellt werden.

Emotionale Aspekte: Fehlen von Aufmerksamkeit. Möchte über seine Krankheitssymptome Aufmerksamkeit erregen.

Therapie:

- Punkte: 9, 15, 55
- Affirmation: Ich werde so geliebt und anerkannt, wie ich bin.

Hypophyse: Hirnanhangsdrüse; ist direkt mit dem Hypothalamus verbunden. Im Hypothalamus befinden sich dem vegetativen Nervensystem übergeordnete Zentren, die die wichtigsten Regulationsvorgänge des Organismus zusammenfassend leiten, z. B. Wärmeregulation, Wach- und Schlafmechanismus, Blutdruck und Atmungsregulation, Fett- und Wasserstoffwechsel, Genitalfunktion, Schweißsekretion.

Das Basis-Chakra (1. Chakra) und das Sakral-Chakra (2. Chakra) stehen mit der Hypophyse in Verbindung.

Hysterie: Übersteigertes seelisches Verhalten, das der realen Situation nicht angemessen ist.

Therapie:

- Punkte: 6, 73 (zur Entspannung)
- Affirmation: Ich bin sicher und geborgen.

I

Impotenz: Fehlende sexuelle Erregtheit beim Mann, durch Streß oder Leistungsdruck hervorgerufen.
Therapie:
– Punkte 53, 56
– Anregen des Sexual-Chakras

K

Katabolismus: Transformationsprozeß nützlicher Zellenergie, die organische Materie enthält.

Katarrh: Virusinfektion an den Schleimhäuten mit reichlicher Absonderung (Schleim, Eiter, Gewebe; katarrhein heißt herabfließen), meist im Bereich der Atmungsorgane (Bronchitis)
Therapie:
– Punkt 5

Keimdrüsen und Eierstöcke: Ausbildung der männlichen und weiblichen Geschlechtsmerkmale, Regelung des weiblichen Zyklus, Fortpflanzung; das Kronen-Chakra (7. Chakra) steht mit den Keimdrüsen und den Eierstöcken in Verbindung.

Keuchhusten: Stickhusten, Infektionskrankheit (im Säuglings- und Kleinkindalter lebensbedrohlich) mit starken Hustenanfällen und Brechen.
Therapie:
– Punkte: 8, 27, 60
– Eukalyptusdampf im Zimmer
– wie bei allen Infektionen: Qi zuführen
– bei starker Verschlimmerung Arzt holen.

L

Lampenfieber: Angst vor Versagen

Therapie:

- Punkte: Angstpunkte z. B. 3 und 7
- Bachblüten: Mimulus, Rock Rescue, Larch, Gentian
- Nasenatmung
- Affirmationen: Das Höchste und Beste führt mich.
  Ich glaube an mich und meine Fähigkeiten. Gott beschützt mich.

Legasthenie: Lese- und Rechtschreibschwäche bei normaler und überdurchschnittlicher Intelligenz.

Therapie:

- Punkt 6
- Bachblüten: Larch, Olive, Gentian, Mimulus.
- Öffnen zur emotional-kreativen Seite, und zeitweiliges Abwenden von Lesen und Schreiben zum Ausgleich.

Leukämie: Erkrankung der weißen Blutzellen Leukozyten (Leukos: weiß).
Unterdrückung der Inspiration.

Therapie:

- Punkt 34; siehe auch Stirn-Chakra, Kreislauf- und Drei-Erwärmer-Meridian
- Affirmationen: Ich lasse meiner Phantasie freien Lauf und vertraue meiner Eingebung. Es ist gut, ich selbst zu sein.

Libido: Sexuelles Verlangen, Geschlechtskraft – Punkt 13

Lymphe: Hellgelbe Flüssigkeit, die sich in einem

dem Blutkreislauf ähnlichen Gefäßsystem sammelt, das aus Lymphgefäßen besteht. In den Lymphgefäßen sind regionale Lymphknoten, die eine Filter- und Abwehrfunktion haben und bei Entzündung durch körperfremde Substanzen (Mikroben, Gifte) anschwellen.

Therapie:

- Punkt 50
- Nierenmeridian behandeln, um die Ausscheidung zu unterstützen
- vorbeugend Lymphdrainage

M

Magenpförtnerkrampf: Krampfzustand der Magenausgangsmuskulatur, der zu schwallartigem Erbrechen führt.

Therapie:

- Punkt 74

Magenschleimhautentzündung: Entzündung der Magenschleimhaut, hervorgerufen durch hektisches Essen und Streß.

Menstruationsbeschwerden Ablehnung der eigenen Weiblichkeit (yin), Widerstand gegen Offenheit und Hingabe.

Therapie:

- Einnahme von Magnesium
- Ausruhen und sich um sich selbst kümmern an den Tagen
- Sexual-Chakra und Konzeptionsgefäß behandeln
- Affirmationen: Ich öffne mich für das Frau-Sein. Ich liebe und akzeptiere mich. Ich akzeptiere meine ganze Kraft als Frau

und alle meine Vorgänge in meinem Körper als normal und natürlich (Louise Hay).

Menstruationsunregelmäßigkeiten

Therapie:

- Punkt 11, bei zu lang andauernder Blutung
- Punkt 24, bei unregelmäßiger Blutung
- Punkt 51, bei seltener Regelblutung
- Sakral-Chakra behandeln

Migräne:

Anfallsweise auftretender, meist halbseitiger, extrem starker Kopfschmerz, der Stunden oder Tage andauern kann, meist begleitet von Übelkeit oder Sehstörungen. Es kann beobachtet werden, daß sich Menschen, die an Migräne leiden, gegen den Fluß des Lebens stellen; oft auch Ausdruck sexueller Probleme, die in den Kopf geschoben werden.

Therapie:

- Punkte: 7, 18, 21, 28, 30, 55, 68, 69, 73; bei Migräne, die von Erbrechen begleitet ist, Punkt 73; bei Migräne, die mit Sehstörungen (Augenflimmern) einhergeht, Punkte: 18, 68; bei Migräne, die von den Halswirbeln ausgeht, Punkte: 27, 30, 31
- Behandlung des Sakral-Chakras
- Affirmationen: Ich entspanne mich im Strom des Lebens und lasse das Leben bequem für alles sorgen, was ich brauche. Das Leben ist für mich (Louise Hay). Täglich entspanne ich mich ein wenig mehr.
- Entspannungsübungen

Metabolismus:	Sich verändernder Stoffwechsel
Mittelohrentzündung:	schmerzhafte Entzündung im Mittelohr *Therapie:* – Punkte: 28, 29 – Qi stärken – Hopi-Kerzen

N

Nasennebenhöhlenentzündungen:	Die Nase steht in organischer Verbindung zum Lungenmeridian und in psychischer zu Macht, Stolz und Sexualität. *Therapie:* – Punkte: 5, 18, 21, 32, 68 – regelmäßig Pranayama Übung machen und Nase reinigen.
Nebennieren:	Bestehen aus der Nebennierenrinde und dem Nebennierenmark und bilden ca. 30 Hormone (z. B. Adrenalin, Kortison); sie regulieren den Mineralstoffwechsel, den Wasser- und den Zuckerhaushalt sowie den Blutdruck. Das Stirn-Chakra (6. Chakra) steht in Verbindung mit den Nebennieren.
Nervosität:	Nervenstörung, unter der sehr viele Menschen leiden, äußert sich durch Zittern, Schlafstörungen, Verdauungs- und Potenzstörungen; gelegentlich depressive bis paranoide Stimmungen. *Therapie:* – Punkte: 18, 21, 34, 36, 57, 72, 73 – Bachblüten: Rescue Remedy, Mimulus – Affirmation: Ich vertraue mich dem Fluß des Lebens an.

Neuralgien: Schmerzen im Bereich eines Nervs

Therapie:

- Punkt 29, Neuralgien im Nacken und im Oberkiefer

Neurosen: Seelisch bedingte Krankheiten, die auch zu körperlichen Funktionsstörungen führen können.

Therapie:

- Punkte: 4, 37, 39, 40, 44, 61 (zur Unterstützung bei Neurosen, Nervenschwäche und neurotischen Krisen)

Nymphomanie: Krankhafte Übersteigerung des sexuellen Verlangens, kann auch ein verzweifeltes Suchen nach Liebe und Anerkennung sein.

Therapie:

- Punkt 13
- Affirmation: Ich werde um meiner selbst willen geliebt.

O

Ödeme: Wassersucht; Wasseransammlungen durch Eiweißverlust und Störung des Lymphabflusses.

Therapie:

- Punkte: 60, 62

Osteoporose: Knochenabbau durch Verminderung des Knochengewebes, bedingt den vermehrten Kalziumabbau ab dem 25. Lebensjahr.

Therapie:

- Punkt 69, vorbeugend ab dem 25. Lebensjahr oder ab der ersten Schwangerschaft
- Einnahme von Kalzium

P

Phantomschmerz:	Schmerzen an nicht mehr vorhandenen also amputierten Gliedmaßen. *Therapie:* – Punkte: 24, 26, 73 – viel Liebe schicken!
Präsenz, geistige	Geistesgegenwart *Therapie:* – Punkte 2, 64
Pfortader:	Eine große Vene, die das aus der Bauchhöhle zurückfließende Blut sammelt. *Therapie:* – Punkt 52
Phobien:	Übersteigerte, unangepaßte Angst z. B. davor, eingeschlossen zu sein, vor Tieren, Dunkelheit, offenen Plätzen. *Therapie:* – alle Angstpunkte: 4, 13, 15, 31, 38, 53 – alle Bachblüten gegen Angst – Mentalbehandlung – Affirmation: Jeden Tag ein bißchen freier von Angst.
Pseudokrupp:	Durch Luftverschmutzung ausgelöste Hustenanfälle mit gleichzeitiger Kehlkopfentzündung. *Therapie:* – Punkt 20 – Hals- und Herz-Chakra – Wohnortwechsel, wenn möglich
Psychosen:	Psychische Störung, die die Struktur des gesamten Erlebens ändert *Therapie:* – Punkt 50

psychosomatische Krankheiten: Auf psychische Ursachen zurückzuführende körperliche Krankheiten.
Therapie:
- Punkte 37, 55 (siehe psychosomatische Schmerzen)

R

Roemheld-Syndrom (Zwerchfellhochstand): Verschiebung des Herzens nach oben, durch geblähten Magen oder geblähte Därme, äußert sich durch Herzbeschwerden, Magenschmerzen, Übelkeit.
Therapie:
- Punkte: 15, 16
- Herz- und Solar-Plexus-Chakra

S

Satyriasis: Männliche Version der Nymphomanie.
- Punkt 13

Sehnenscheidenentzündung: Entzündung an den Handgelenken und im Unterarm, die meist durch einseitige Überanstrengung und durch Abneigung gegen Arbeit entsteht.
Therapie:
- Punkte: 38, 51, 52
- Ruhe des befallenen Körperteils (siehe auch Kreislaufmeridian)

Schilddrüse: Drüse, die am Hals unterhalb des Kehlkopfes liegt und die Luftröhre umgibt. Sie hat Einfluß auf den gesamten Hormonspiegel und eine direkte Verbindung zur Hirnanhangsdrüse (Hypophyse, siehe Chakras).

Schilddrüse und Nebenschilddrüse: Regelung des Jodstoffwechsels und der Nahrungsverwertung, des Kalkhaushaltes in Blut und Gewebe, Wachstum von Skelett und inneren Organen. Das Kehl-Chakra (2. Chakra) steht mit der Schilddrüse in Verbindung. Bei mangelnder Funktion der Schilddrüse sollte Jod über Nahrungsmittel (Fisch und Jodsalz), Seeluft etc. zugeführt werden. Fehlfunktionen der Schilddrüse können sich in Depressionen, fehlender Lebenslust und Freude, Stimmungsschwankungen, Hysterie, einem ›Es-wird-mir-alles-zuviel-Gefühl‹ und in unkontrollierten Schreianfällen äußern.

Therapie:

– Punkte: 7, 39, 42, 51, 61, 74

Schmerzen: Allgemein, mehr darüber im Kapitel »Akupressur bei Notfällen«.

Therapie:

– im Anfangsstadium: Punkt 55
– in den Armen und Schultern: Punkt 47
– im Brustkorb: Punkt 12
– in der Ferse: Punkt 74
– in den Fingergelenken: Punkt 43
– in den Nackenwirbeln: Punkt 27
– im Oberbauch: Punkt 41
– im Unterbauch: Punkte 20, 65
– im Sprungbein: Punkt 60

Schmerzen, psychosomatische: Sind Schmerzen, die seelische Hintergründe haben.

Therapie:

– Punkte 7, 16, 28, 55

Schulter-Arm-Neuralgien: Siehe Neuralgie, Punkt 25

T

Thymusdrüse:	Zentrales Immunitätsorgan, steuert die körpereigene Abwehr und das Lymphsystem. Nach der Pubertät bildet sich die Thymusdrüse zurück, ist jedoch bis ins hohe Alter aktiv. Das Herz-Chakra (4. Chakra) steht mit der Thymusdrüse in Verbindung.
Verstopfung:	Menschen, die unter Verstopfung leiden, sind manchmal aus der Angst heraus, es könnten schlechte Zeiten kommen, geizig. *Therapie:* – Punkte: 14, 33, 34, 36, 63, 64, 65, 76 – Affirmationen: Wenn ich die Vergangenheit loslasse, können Neues, Frisches und Vitales eintreten. Ich erlaube dem Leben, durch mich zu fließen (Louise Hay).

W

Winderkrankungen:	Wind kann als Störenergie unser Energiefeld sehr beeinträchtigen. Wer allerdings nach einer Autofahrt unter einem steifem Hals gelitten hat, weiß wovon ich spreche. *Therapie:* – Punkte: 27, 29 (Windschirm), 52, 76
Windpocken:	siehe Herpesvirus *Therapie:* – Punkt 42 – juckende Stellen mit Lehm oder parfümfreien Körperpuder schützen.

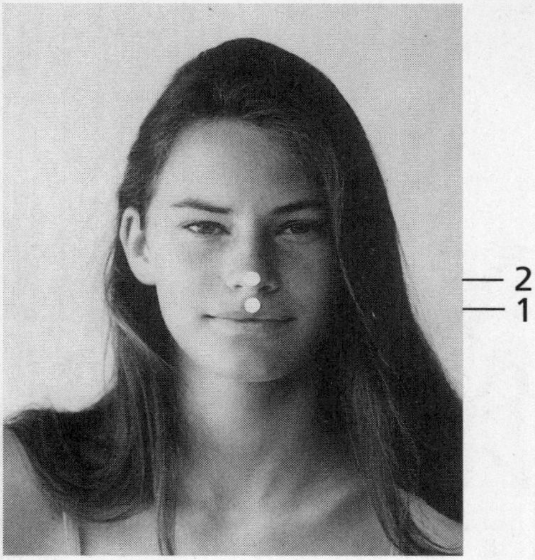
2
1

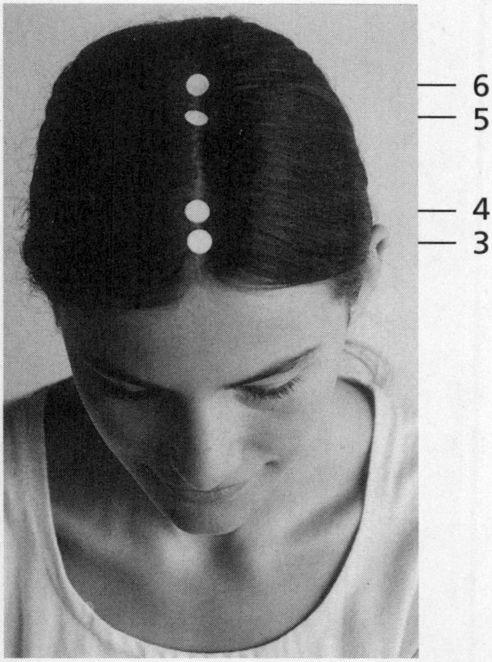
6
5
4
3

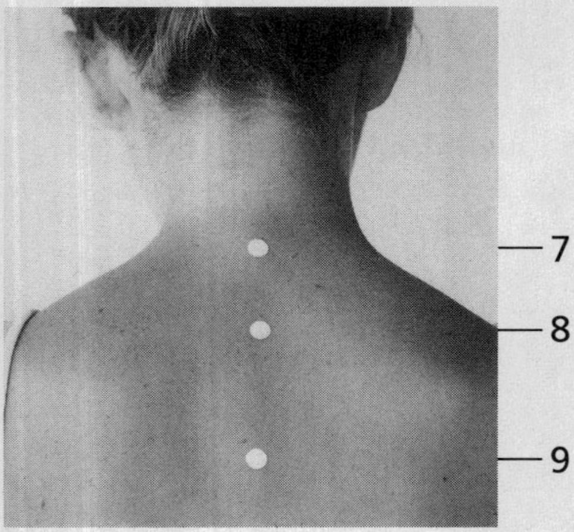
7
8
9

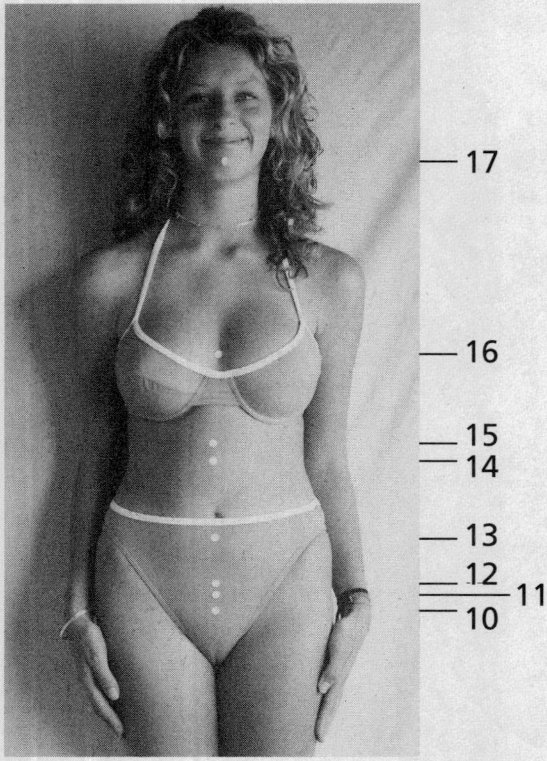
17
16
15
14
13
12
11
10

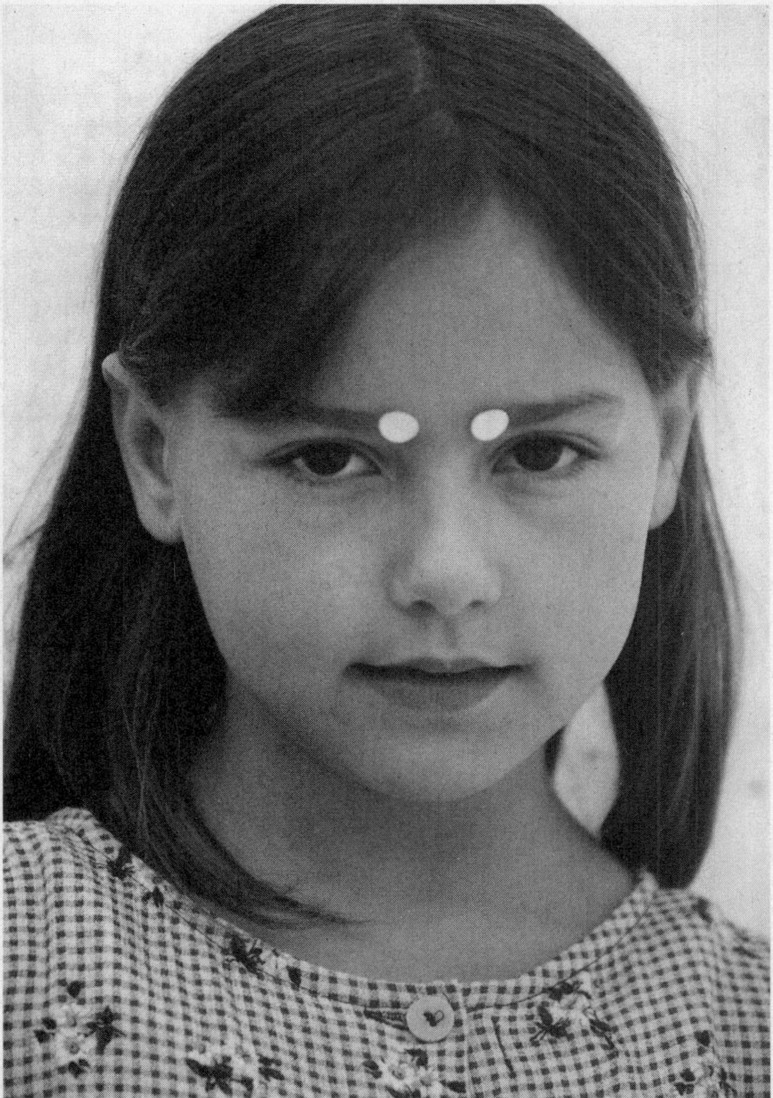

18

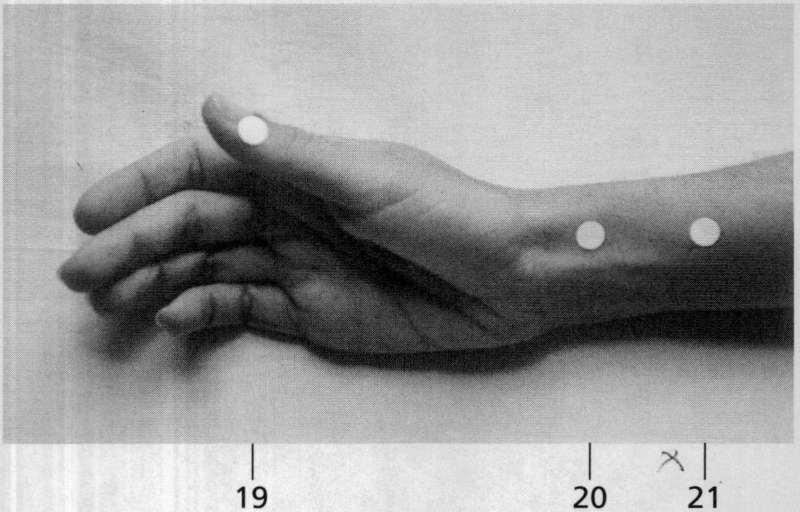
19
20
21

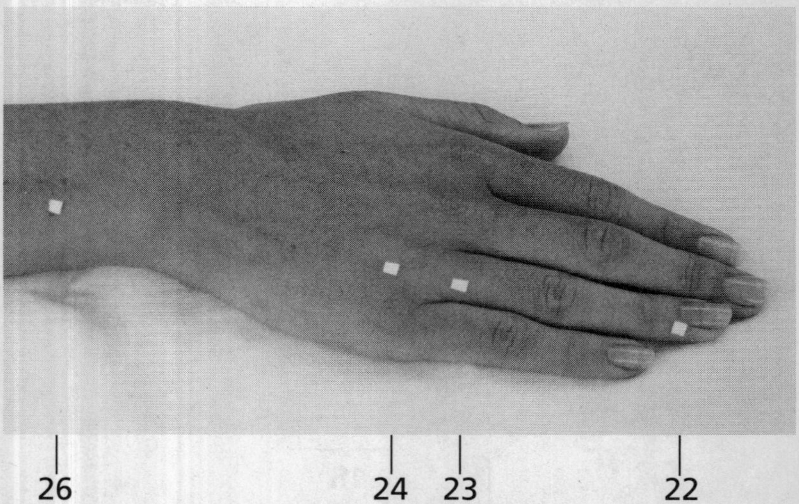
26
24
23
22

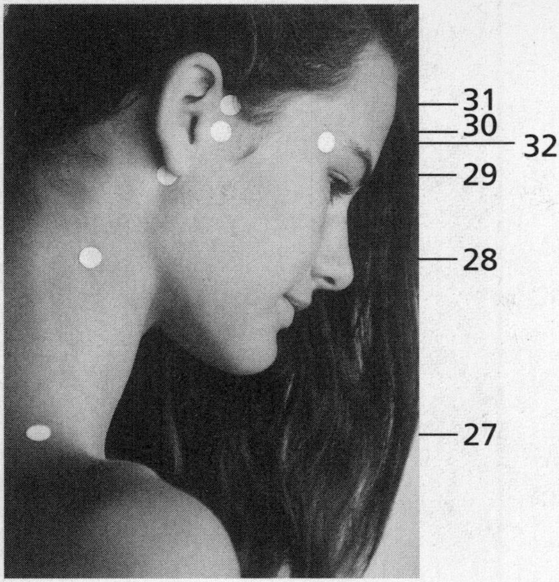
31
30
32
29
28
27

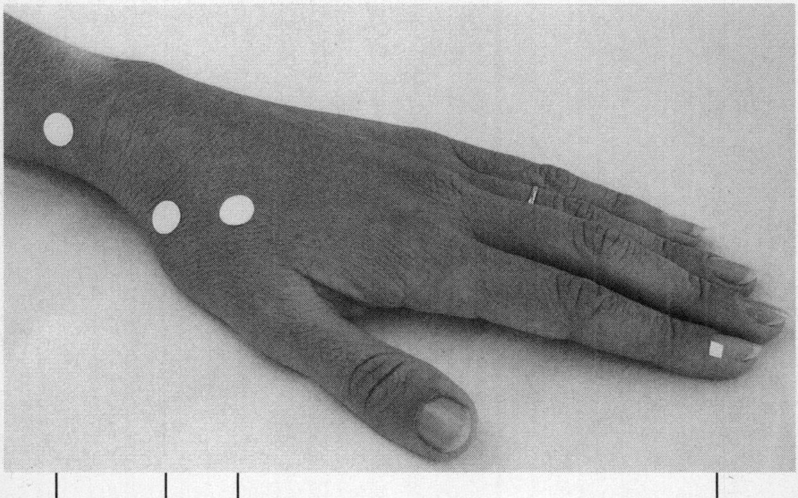
36
35
34
33

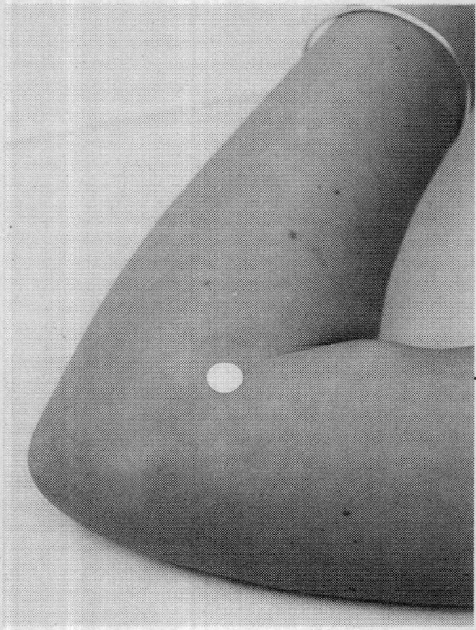
19

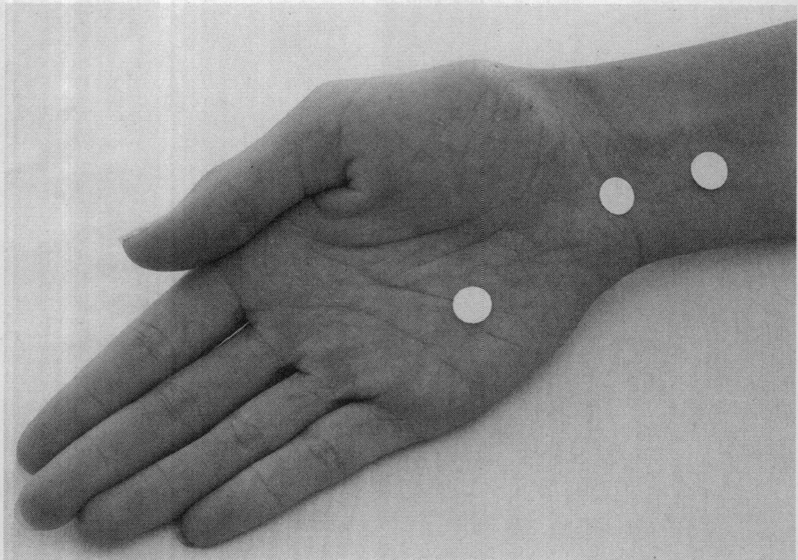
40
39
38

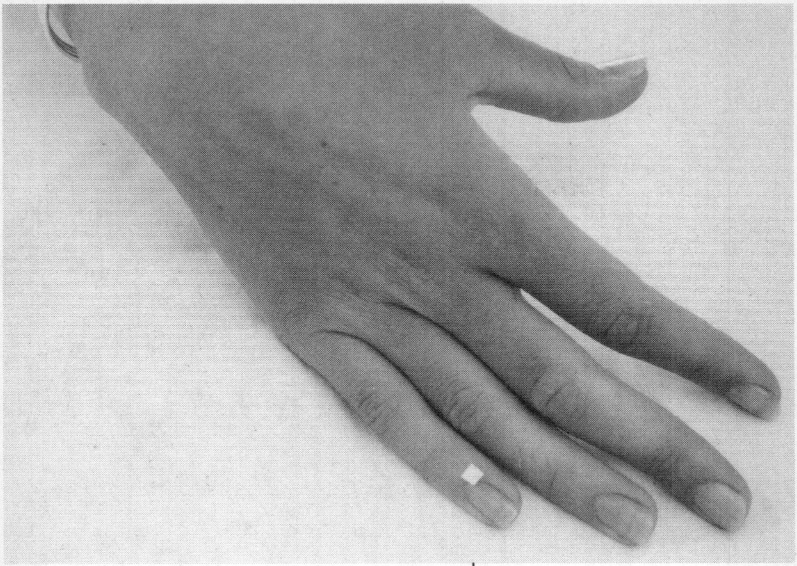

41

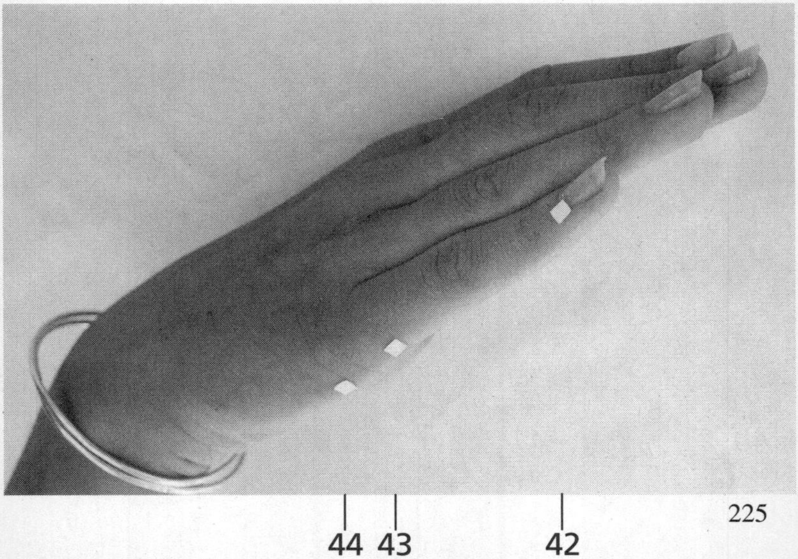

44 43 42

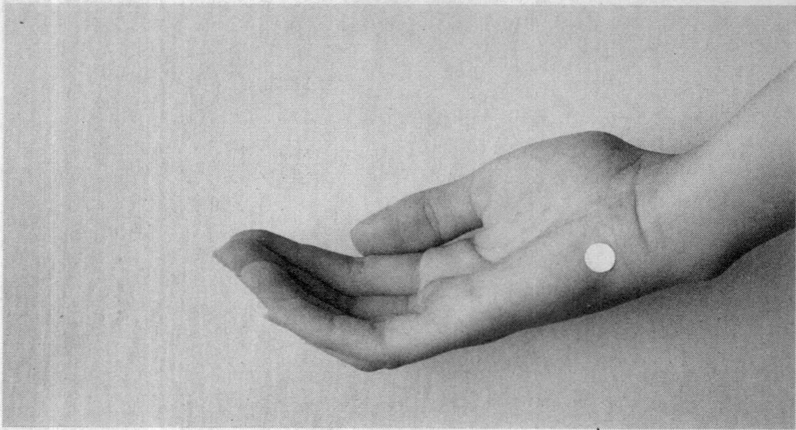

~~35~~ 45

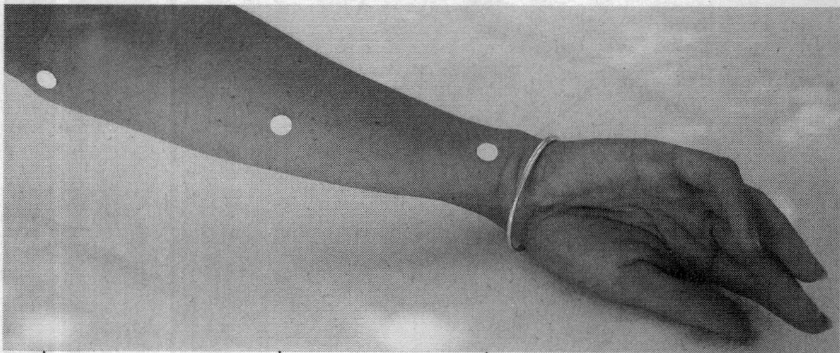

48 47 46

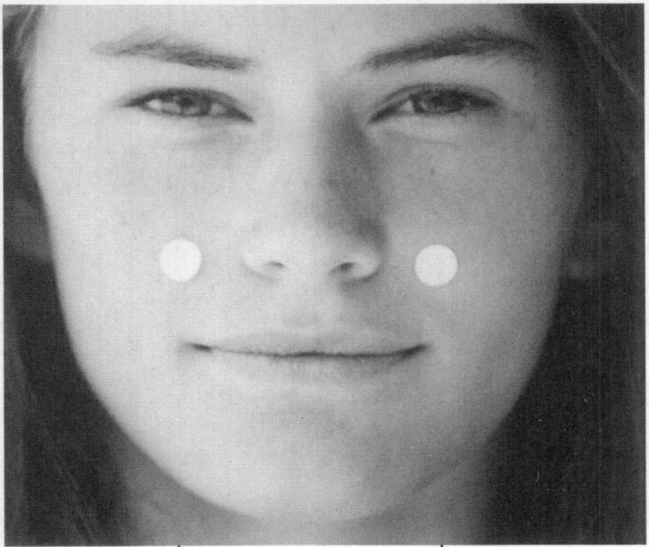

49

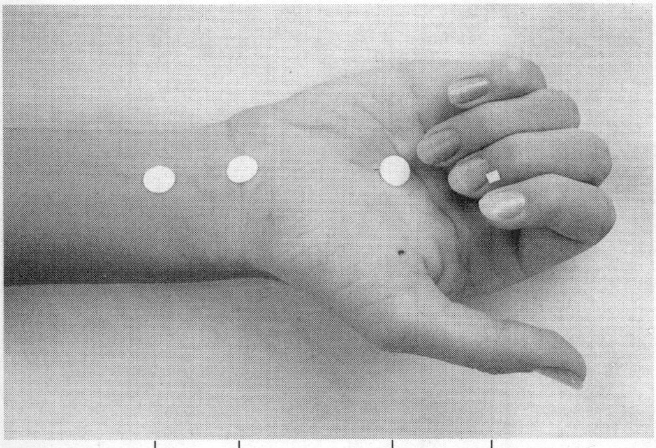

50 51 52 53

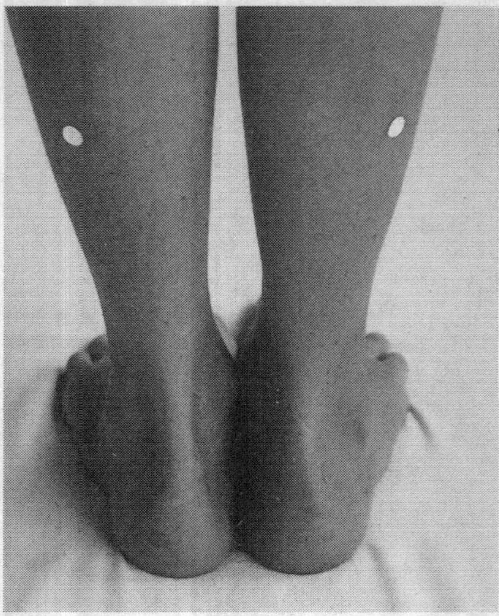

35 54

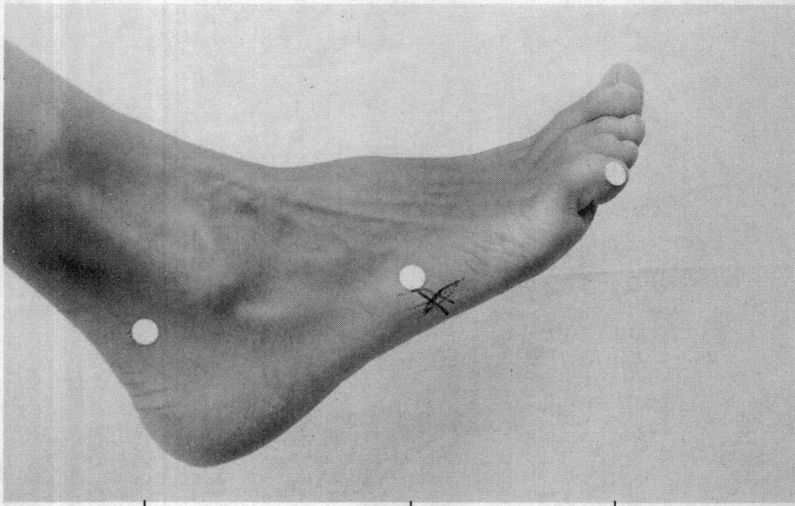

55 56 57

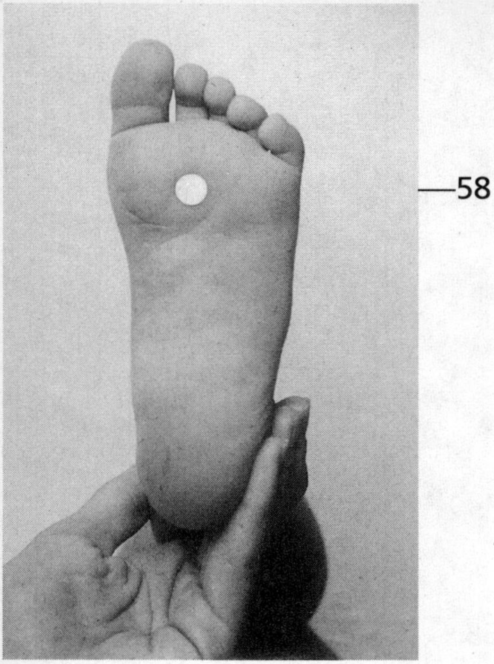
58

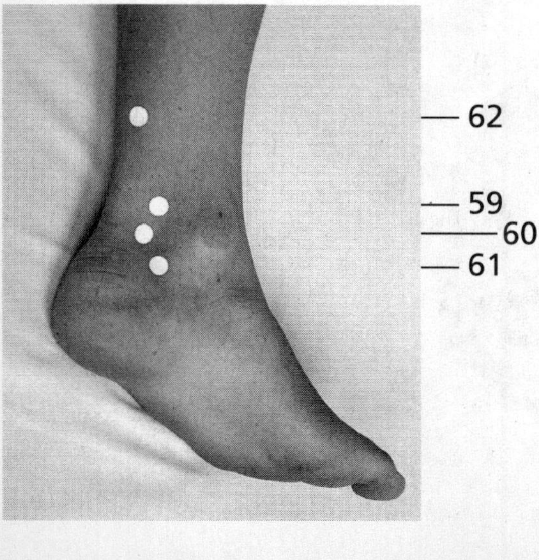
62
59
60
61

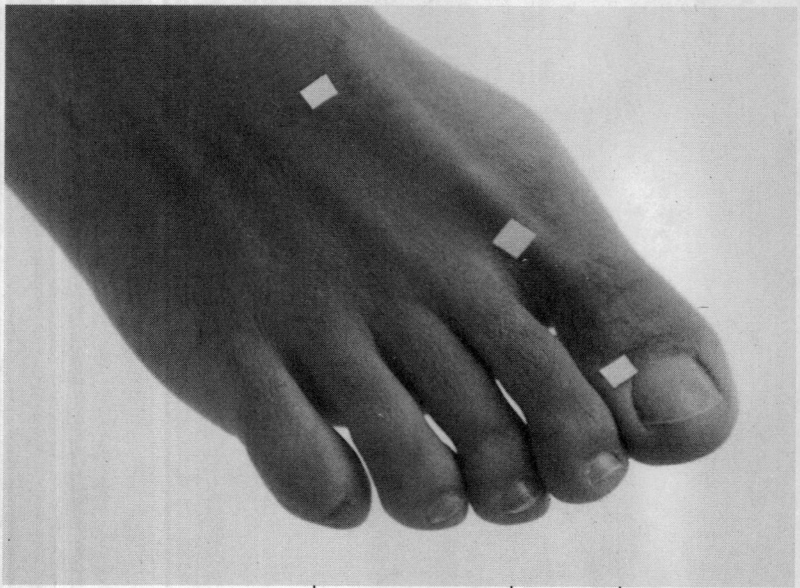

65 64 63

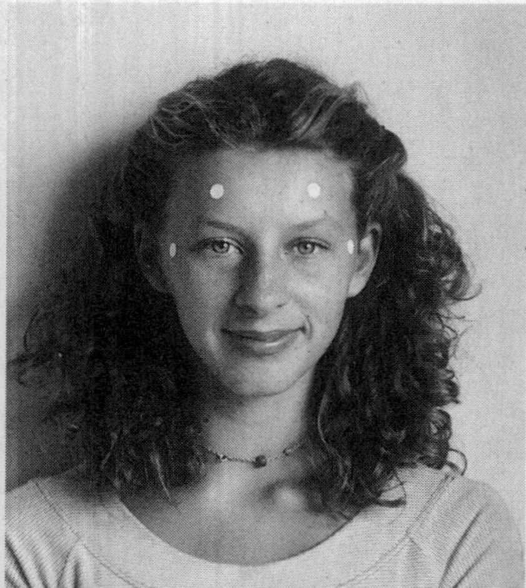

67
68

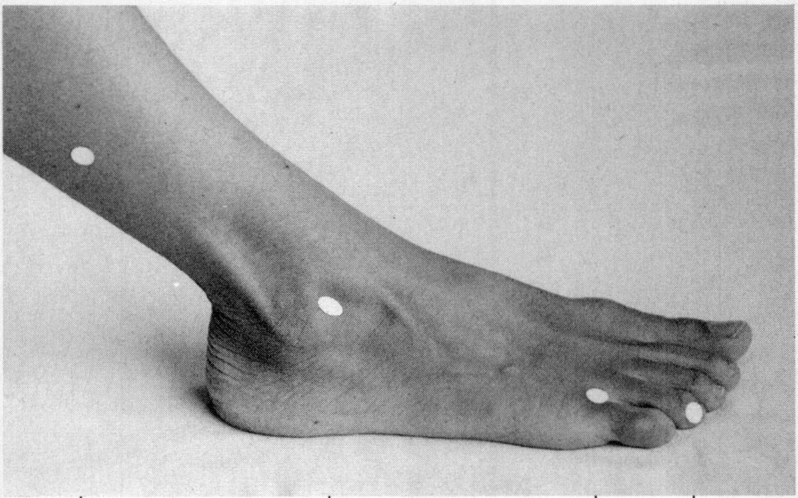

69 70 71 72

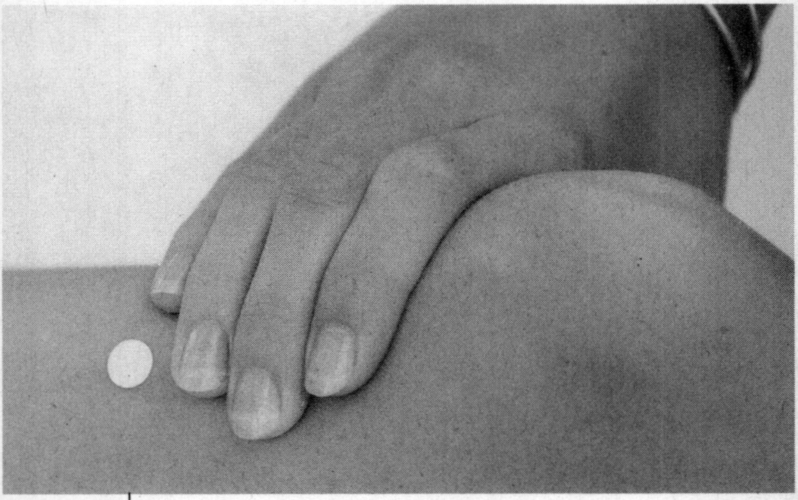

73

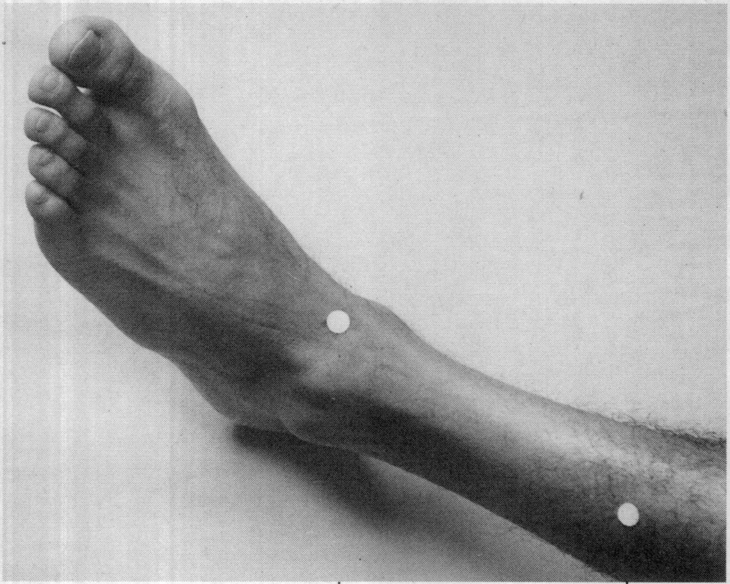
75
74

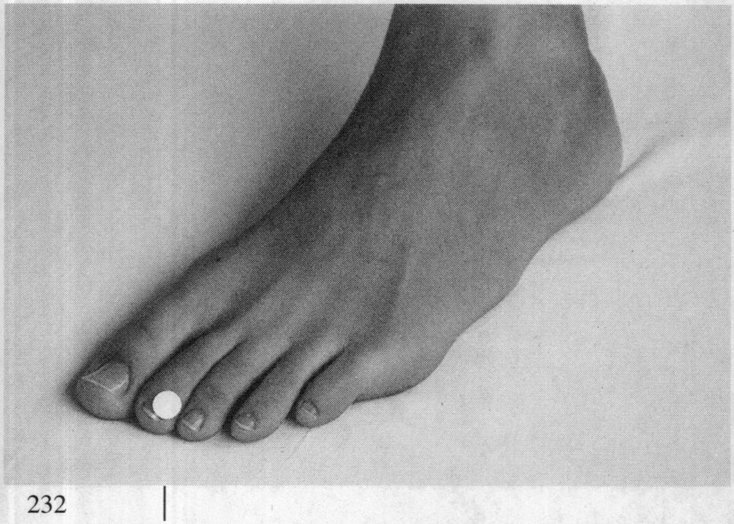
76

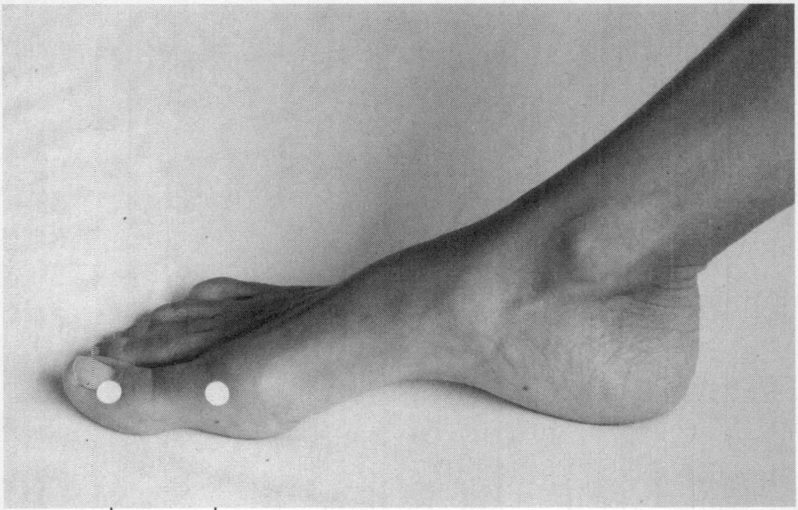

77 78

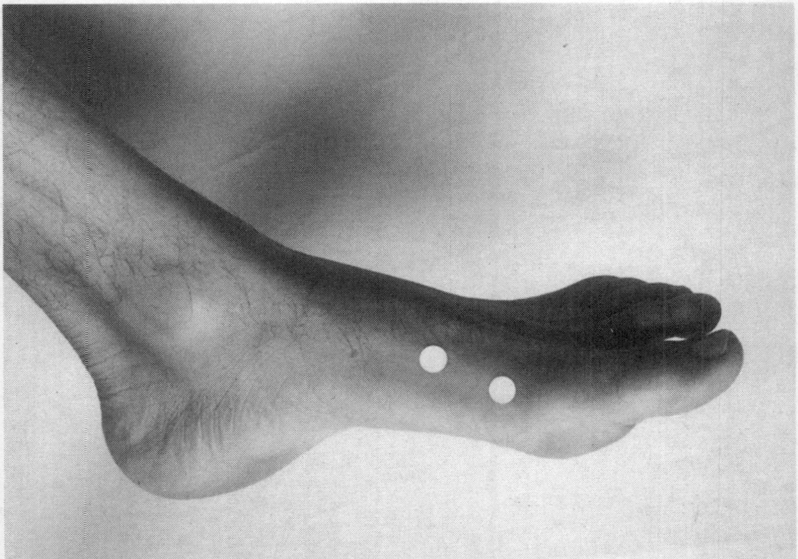

80 79

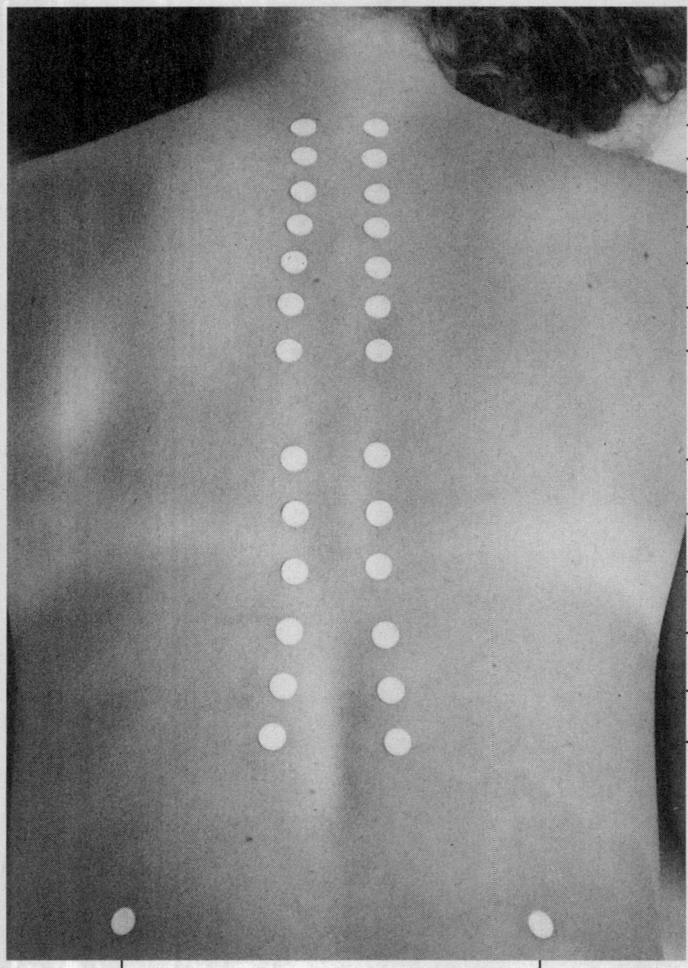

81
82
83
84
85
86
87
88
89
90
91
92
93
94
94

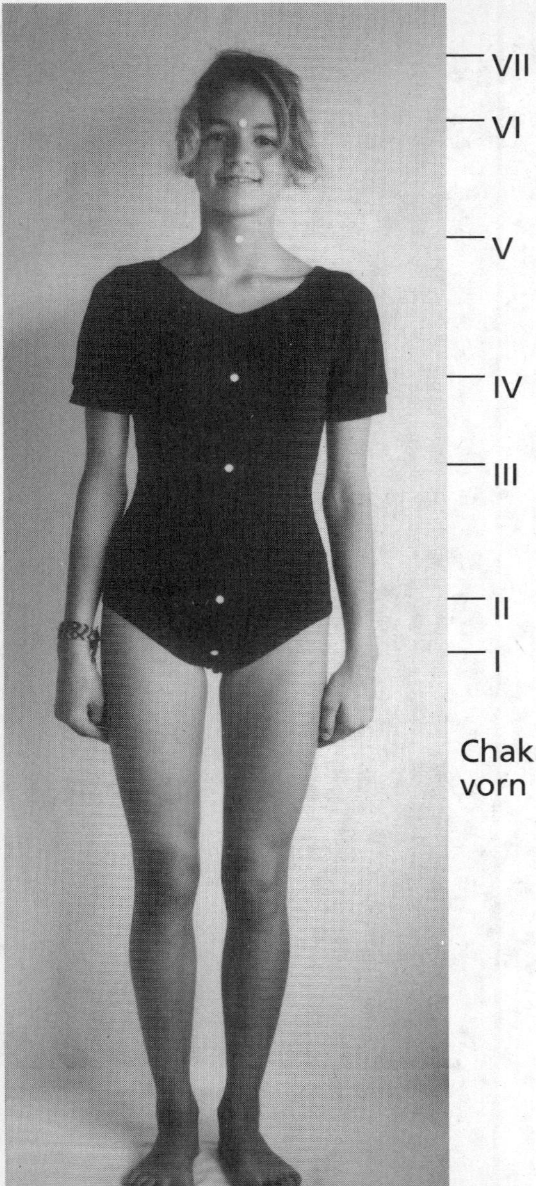

Chakras
vorn

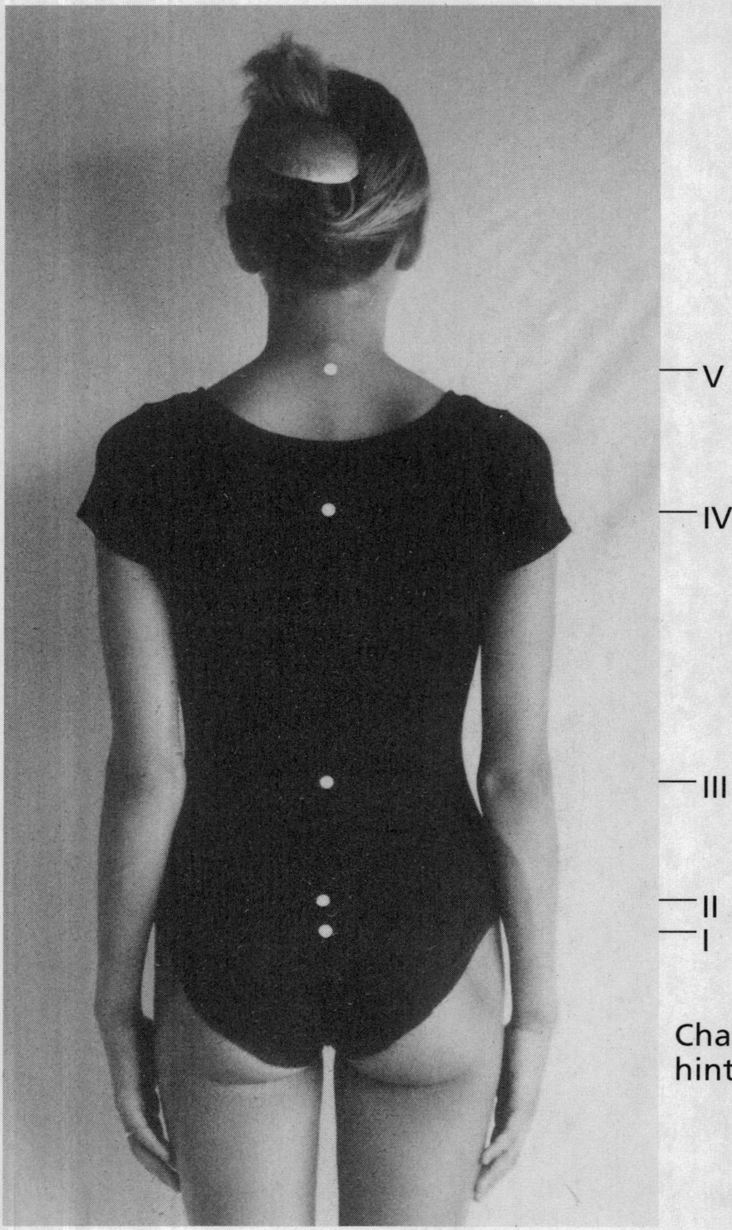

Chakras
hinten

10 Literaturverzeichnis

Baginski, Bodo/Sharamon, Shalila: *Das Chakra Handbuch.* Windpferd, Aitrang, 1989

Baginski, Bodo/Sharamon, Shalila: *Reiki universelle Lebensenergie.* Synthesis, Essen, 1987

Binder, Walter: *Klassische Akupunktur und Klinische Leitsymptome.* Naturmedizin, 1984

Bischko, Johannes: *Einführung in die Akupunktur.* Haug, Heidelberg, 1994

Bischko, Johannes: *Akupunktur für Fortgeschrittene.* Haug, Heidelberg, 1994

Bischko, Johannes: *Akupunktur für mäßig Fortgeschrittene.* Haug, Heidelberg, 1994

Busch, M. Julia: *Schöner durch Akupressur.* Mosaik, München

Ewald, Hans: *Akupunktur für Jeden.* Econ, Düsseldorf, 1995

Eyl, Michael: *Chinesische Akupunktur.* Basel und Zürich, 1983

Gach, Michael, Reed: *Heilende Punkte.* Knaur, München, 1992

Goodmann, Saul: *Shiatsu.* Irisiana, München, 1990

Hay, Louise (Louise L.): *Gesundheit für Körper und Seele.* Heyne, München, 1996

Janov, Arthur: *Der neue Urschrei.* Fischer, 1993

Lübeck, Walter: *Reiki Handbuch.* Windpferd, Aitrang, 1990

Motoyama, H.: *Chakra, Yoga, Meridians Points of Acupuncture. Points where the Western Medicine, the Chinese medicine and Yoga meet each other.* Vortragsmanuskript, Universität St. Louis.

Onken, Julia: *Geliebenes Glück.* Beck, München, 1991

Pollack, Rachel: *Tarot.* Knaur, München, 1996

Pongratz, Joachim: *Qi Gong im Alltag*. Knaur, München 1994
Pschyrembel. *Klinisches Wörterbuch*. de Gruyter, Berlin, 1994
Redfield, James / Adrienne Carch: *Die Erkenntnisse von Celestine. Das Handbuch*. Heyne, München, 1996
Ros, Frank: *Geheimnisse Ayurwedischer Akupunktur.* Windpferd, Aitrang, 1995
Sandelan/von Rohr: *Einklang*. Knaur Tb. 76084, München, 1995
Stangl, Marie-Luise: *Die Welt der Chakren.* Econ, Düsseldorf, 1986
Tomioka, Ariel: *Zu höheren Dimensionen der Partnerschaft*. Ansata, Interlaken, 1994
Wallimann, Silvia: *Die Umpolung*. Bauer, Freiburg, 1988
Zöller, Josephine: *Das Tao der Selbstheilung*. Barth, München, 1984

11 Dank

Ich bedanke mich aus vollem Herzen bei meiner Familie: Carlos, Viola, Jan und Nil für ihr Verständnis, ihr Vertrauen, ihre Unterstützung und ihre Liebe.
Ich möchte allen meinen Freunden danken, die mir mit ihren guten Schwingungen zur Seite standen.
Besonderer Dank gilt Tina und meinem Verleger Gerhard Riemann.
Natürlich danke ich meinen geistigen Führern und Lehrern, ohne die dieses Buch nie geschrieben worden wäre, da sie mich mit ihrer Energie und ihren Eingebungen ständig unterstützten.
Nicht zuletzt sei auch allen »Fotomodellen« gedankt und ganz besonders Ihnen, liebe/r LeserIn, für Ihr Interesse und Vertrauen. Ich hoffe, daß Ihnen dieses Buch als praktischer Ratgeber in vieler Hinsicht dienlich ist und Sie dennoch Spaß beim Lesen, Lernen und Anwenden haben.

Immer Ihre MAITRI

Ich führe Akupressur- und Reikiseminare auf Mallorca durch.
Bei Interesse schreiben Sie bitte an:

Maitri Hillebrecht
Apartado de Correos
E-07208 Cas Concos
Fax 0034-71-842160

Die Akupressurapparate können Sie über folgende Adressen beziehen:

Helia Krebs
Buchschlager Allee 12
63303 Dreieich
Tel.: 06103-64684

oder

Elisabeth Hagemann
Pfarrer Leuchter Straße 31
53881 Euskirchen
Tel.: 02251-73425

12 Register